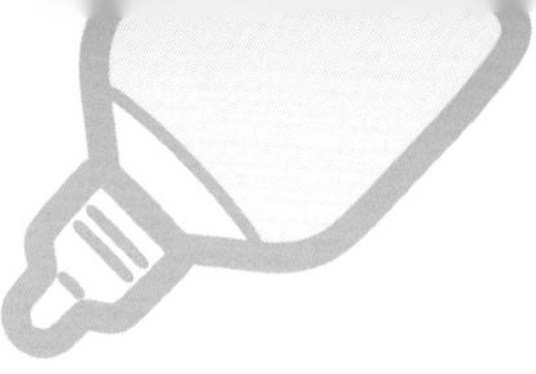

すごいプロアクティブ点眼

花粉症の目のかゆみが激減する！

深川和己
FUKAGAWA KAZUMI

幻冬舎MC

花粉症の目のかゆみが激減する！

すごいプロアクティブ点眼

はじめに

花粉症が本当につらい――この本を手に取ってくれた方は、きっと毎年のように花粉症に悩まされている方ではないでしょうか。

花粉症で目に強いかゆみがあると、物を見るのに不自由するうえ、仕事や家事、勉強も集中力が持続せず、パフォーマンスが落ちてしまいます。

有症者が最も多いとされるスギ花粉症では、春先の約2カ月が症状のピークとなります。イネやブタクサなど春以外の花粉症も併せもっていれば、一年の半分近くも不快な症状を抱えることになり、生活の質を格段に落とします。それが毎年のように繰り返されるのは、人生にとってとても大きな足かせです。

花粉が目に入ると、花粉からアレルギーの原因となる物質が溶け出します。するとアレルギー反応で生成されたかゆみ物質が目の神経を刺激してかゆみのシグナルが脳に伝わり、「かゆい」と感じるようになります。一度かゆみのスイッチが入ってしまうとなかなか症状を抑えることはできず、ちょっと目をこすったりするだけでもその刺激でかゆみを引き起こす反応がどんどん活発になるため、症状が強まってしまいます。

かゆみを発症した人は、最初のうちはこのくらいなら……と我慢できますが、かゆみがピークになりかけたあたりで耐えられなくなり眼科に駆け込む、というのが典型的な受診パターンです。

しかし、残念ながらそこから治療をスタートしても、花粉が飛散している時期なので、目の中では絶えずアレルギー反応が起こっています。かゆみのスイッチは常にオンの状態なので、根本的な解決には至りません。むしろ強い症状を抑えるためには、薬も強いものを使わざるを得ない場合もあり、そうなると目への悪影響も懸念されます。多くの患者さんは毎年このかゆみのスイッチをオフにすることができずにつらい花粉症シーズンを過ごすのです。

では、目のかゆみを一度発症した人は、なすすべなくずっとつらい症状と付き合っていかなければならないのかと思うかもしれませんが、実はこのかゆみのスイッチはある方法でオフにすることができるのです。その方法こそが本書で解説する「プロアクティブ点眼」です。かゆみの症状がまだ軽い、出始めの段階から点眼を行うとてもシンプルな治療法ですが、これが花粉症による目のかゆみを激減させると、注目され始めているのです。

個人差はありますが、私のクリニックでは、それまで何年も花粉シーズンのたび目を真っ赤にしていたのに、この治療法を始めたところ、かゆみを感じることなく花粉症のシーズンが終わったという患者さんもいるほどです。

まさに先手必勝。来る日も来る日も憂鬱《ゆううつ》でたまらなかったかゆみのつらさから解放され、頭もスッキリ&パフォーマンスアップ、花粉症のために外出を過度に我慢するようなこともなくなり、しかも通院回数や医療費も抑えられるなど、「プロアクティブ点眼」が患者さんへもたらすメリットは計り知れません。

私はアレルギー性眼疾患の専門医として数々の研究に携わってきました。そして、多くの花粉症による目のかゆみに悩まされる患者さんを診察し、治療してきた経験があります。

本書では、花粉症によって目に起こるアレルギー反応の仕組みを分かりやすく説明したうえで、プロアクティブ点眼による治療法とそのメリットについて、従来の治療法との違いも踏まえながら解説していきます。この本を通じて一人でも多くの、花粉症の目のかゆみに悩む人の役に立てれば、これ以上の喜びはありません。

目次

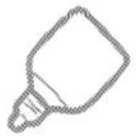

第1章

花粉症は人生の足かせ 目のかゆみがＱＯＬを下げる

第2章

目のかゆみが起きる４つのプロセス アレルギー発症のメカニズムとは

第3章

かゆみが起きる前に目薬をさすだけすごいプロアクティブ点眼！

第4章

頻繁に点眼するからこそ正しい目薬を選択する！
花粉症患者が知っておくべき目薬の知識

第5章

これでかゆみ対策は万全！ プロアクティブ点眼と同時に行う花粉の対処法

第1章

花粉症は人生の足かせ
目のかゆみがQOLを下げる

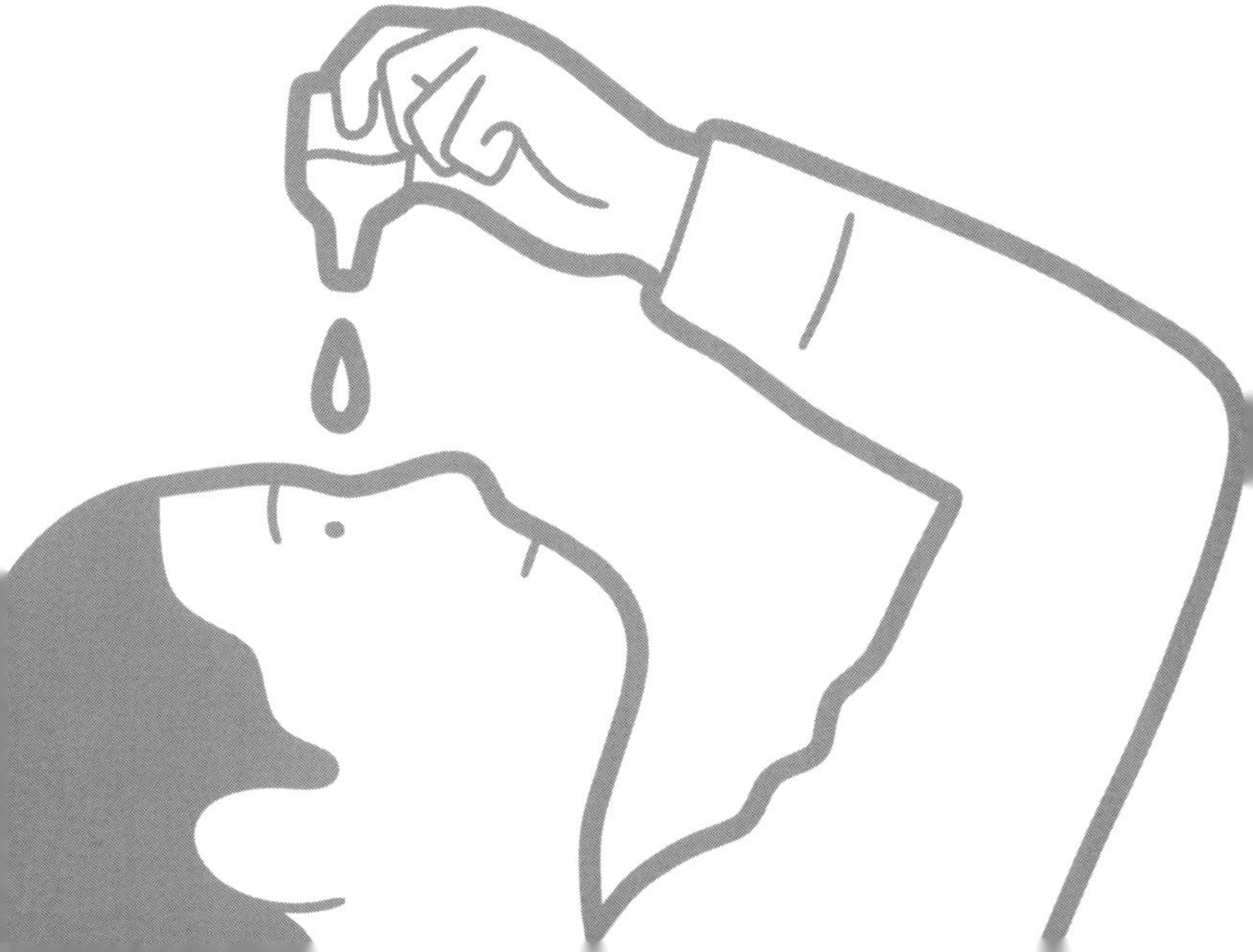

国民の約4割！　花粉症は日本の国民病

ああ、今年もまたやってきた……。

外のうららかな季節とは裏腹に、鼻がぐずっ、目がしょぼっとしてきたら嵐の始まりです。過ぎ去るのを待つしかない……そんな悲壮感をもって過ごさねばならないシーズンが巡ってくると考えるだけでも憂鬱になるものです。

花粉症のせいで行きたいところに行けない！　会いたい人に会えない！　やりたいことができない！　こんなないないない尽くしでうんざりするほど、不快な症状に悩まされている人が、いまや日本国民の２～３人に１人はいるというのですから由々しき問題です。

厚生労働省によると、日本耳鼻咽喉科学会が行った調査で分かった２０１９年時点での花粉症の有病率は、花粉症全体で42・5％、スギ花粉症で38・8％となっています。日本国民の実に約４割が、花粉症にかかっているということです。この調査ではまた、この10年間で有病率が10ポイント以上増加しているとの指摘もあります。

図表1　鼻アレルギーの全国疫学調査2019

（1998年、2008年との比較）

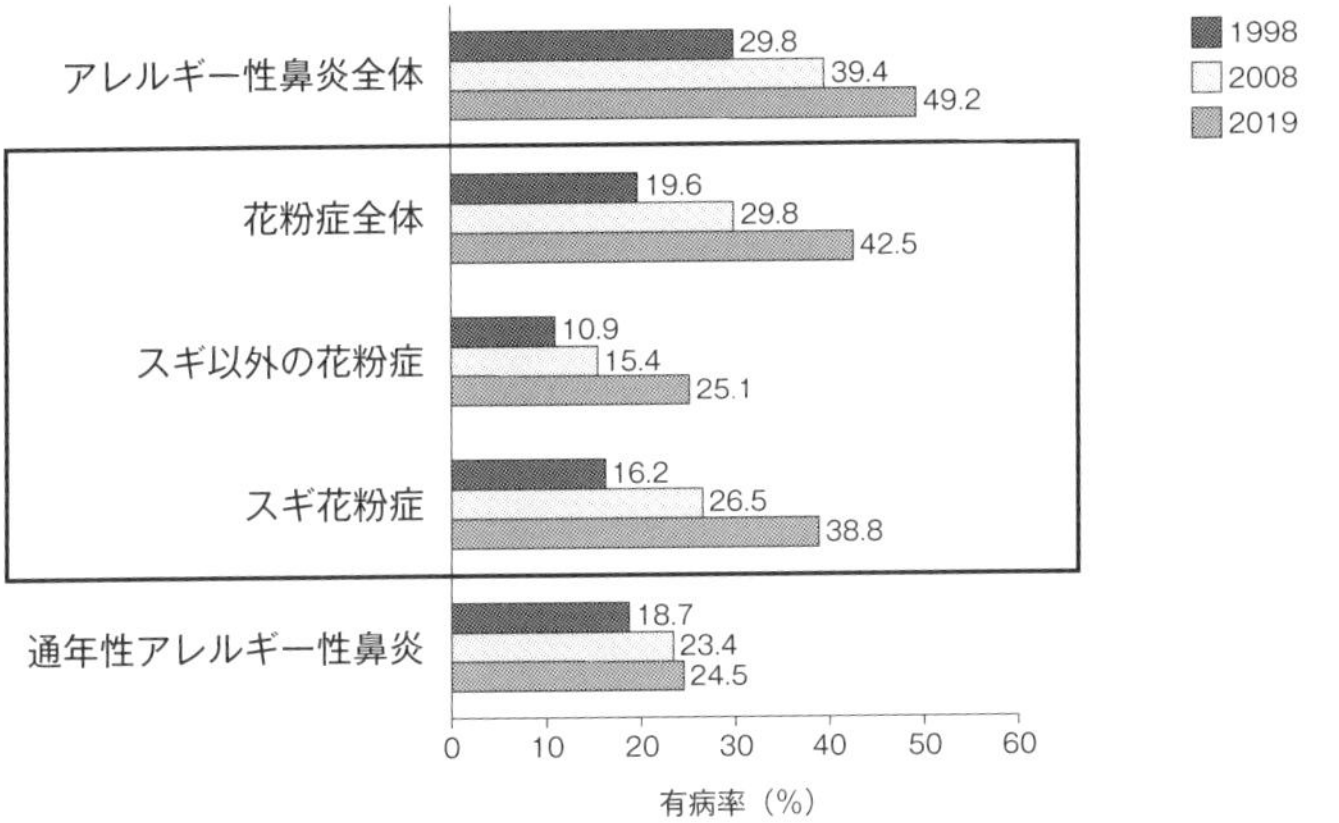

出典：厚生労働省「花粉症対策」

　私は眼科医になって30年以上経ちますが、確かに花粉症の患者さんは年々増えており、30年前と比べてずいぶん多くなったとの実感があります。春先になると一日中、ほぼ花粉症の患者さんで待合室がいっぱいになることも珍しくありません。

　とどまるところを知らない花粉症患者の増加を受け、政府は2023年、「花粉症に関する関係閣僚会議」を設置し、30年後に花粉発生量の半減を目指す「花粉症対策の全体像」を取りまとめました。スギ人工林を10年後には約2割削減し、花粉量の削減を加速させようとしているほか、花粉飛散予測の精度向上や国民への適切な情報提供、治療法の普及などを対策の柱として挙げています。

もはや花粉症は個人の健康問題だけにとどまらず、国の重要課題の一つとして取り上げられるほど、日本社会に大きな影響を及ぼす存在なのです。

年間3600億円！
のしかかる医療費が国も家計も圧迫

花粉症による社会的影響のなかでも、特に見過ごせないのが医療費の問題です。

花粉症にかかった人は、シーズン中に何度も通院したり、薬局で頻繁に薬を買ったりしますので、年間で支払う医療費は決して軽視できません。ほかにこれといった持病がなければ、年間にかかる医療費の大半を占めるような人もいると思います。

古いデータですが、１９９３年に神奈川県の地域住民を対象にした医療費に関する調査によると、花粉症で通院している人が年間に支払っている医療費総額のうち、花粉症治療費は約４割にも及ぶとの結果が出ています。

図表2 アレルギー性鼻炎の医療費について

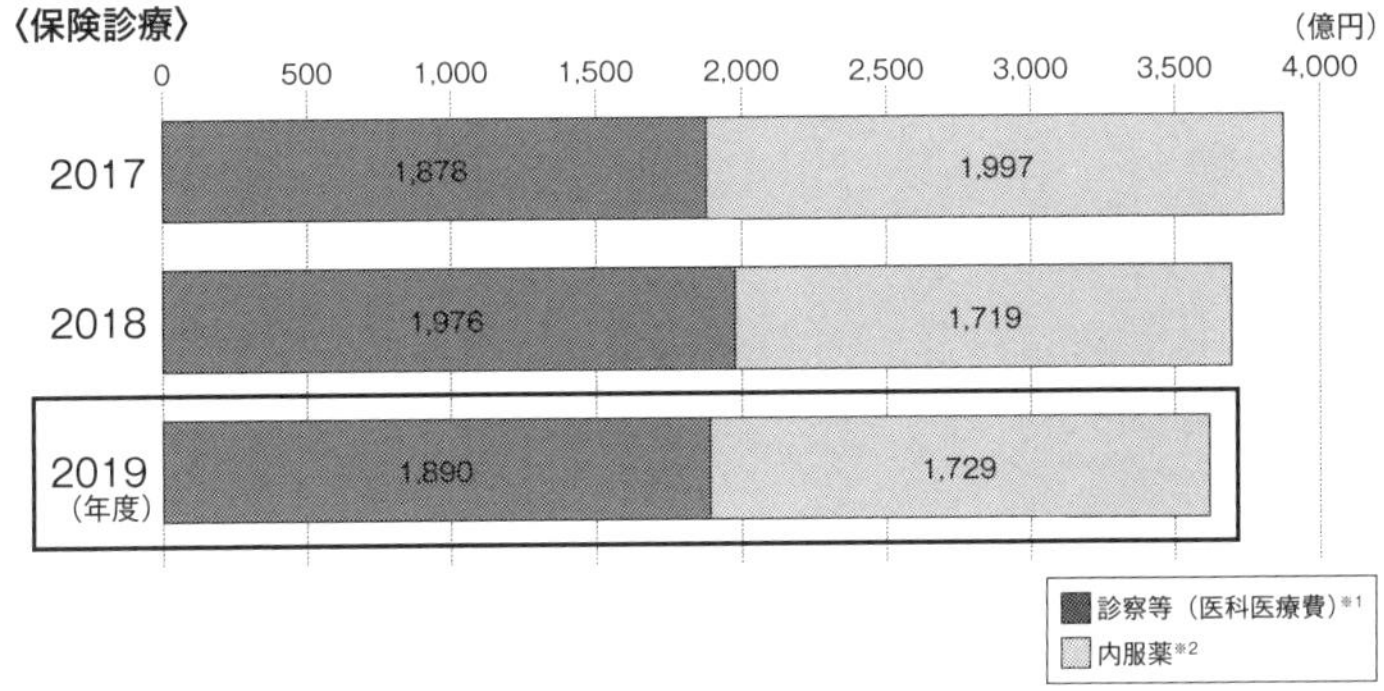

※1:「最近の医科医療費(電算処理分)の動向」より(主傷病が「アレルギー性鼻炎」の医療費を集計)
※2:「NDBオープンデータ」より(一般的に花粉症にも使用されると考えられるアレルギー性鼻炎を適応に持つ医療用医薬品のうち、薬効分類別に処方数の上位100位となる内服薬(院外のみ)を集計)

出典:厚生労働省「花粉症対策」

ある人が仮に年間3万円を医療費の自己負担分として支払っているとしたら、うち1・2万円が花粉症の治療費に充てられているということで、もしこの分を支払わずに済むのなら、家計はずいぶん助かるはずです。

なお、花粉症の主な症状としてアレルギー性鼻炎がよく知られていますが、この治療にかかる国の医療費は保険診療分だけでも年間3600億円と推計されています。有病率が4割にも達するほど多くの国民がかかっていることを考えれば、国が医療費抑制を見据え花粉症を減らす取り組みを強化しようとしていることもうなずけます。

花粉飛散が少なければかかる人がこれほど多くならずに済むであろう疾患に対し、投入せざるを得ない多額の医療費は経済的損失ともいえます。花粉症が国力を弱めている、といっても決してオーバーではないのです。

花粉症は労働生産性の低下を招く

経済的損失とは支出の多さだけを指すのではありません。例えば症状がつらかったり、副作用が強かったりして、思うように働けない人がたくさんいればいるほど、社会全体の労働力は低下してしまいます。その分、モノやサービスの生産活動も縮小しますので、これも経済的損失といえます。

花粉症は労働生産性を著しく下げ、巨額の経済的損失を招いていることについては、さまざまな企業や研究機関などから試算が出され、深刻さが指摘されています。

厚生労働省の資料によると、海外の研究で従業員の生産性を最も低下させる疾患が花粉症の主症状の一つであるアレルギー性鼻炎であるとの報告があり、損失額は年間一人あたりの賃金換算で５９３ドル（１ドル１５０円として約８万９０００円）に上るとされています。また国内の研究では、花粉症患者は統計学上、欠勤や労働生産性の低下などにより年間12・74日の労働時間の損失があるとの試算があり、お金に換算すると一人あたり年間19万１７８３円の損失が生じているともいわれています。さらに、花粉症と診断されている、または花粉症だと自覚している男女４５０人を対象とした、民間企業が実施した意識調査で、花粉症が仕事のパフォーマンスに影響を及ぼすと回答した人の割合は約８割にも及ぶとの報告もあります（一条工務店オンラインアンケート「花粉症に関する意識調査２０２３」）。

仮に一人あたりの労働生産性が花粉症によって10％低下するとします。一つの職場で８割もの人に花粉症があれば、８割の人×それぞれ10％の労働生産性低下によって、職場全体で見たときも普段の92％の生産性となり、それによって生じる損失も小さくないといえます。

花粉症のせいで外出が思うようにできなければ、買い物や外食などへの消費も伸びません。これについてはスギ花粉の飛散量が多いほど花粉症の患者さんが増えることと、その飛散量は前年の気温の影響を受けることを前提とした場合、７～９月の平均気温が１度上昇すると、翌年の飛散時期にあたる１～３月期のＧＤＰが０・６％引き下げられると試算した研究報告があります（第一生命経済研究所　経済分析レポート「花粉の大量飛散が日本経済に及ぼす影響」）。ＧＤＰは一定期間内に国内で生産されたモノやサービスの付加価値を指し、日本経済の活動状況の指標となります。０・６％の引き下げといわれてもピンとこないかもしれませんが、わずかでも下がればマイナス成長とされ、景気の減退が論じられるほどです。この報告書でも、金額にして約５０００億円の損失と試算され、日本経済に大きなダメージを与える可能性があると指摘されています。

　このように花粉症は個々人の健康への影響だけでなく、社会的にも大きなインパクトを与える存在になっているのです。

目のかゆみは鼻トラブルと並んで多い症状

花粉症といえば鼻の症状がよく知られていますが、実は目の症状、とりわけ「かゆみ」

図表3　春先（2～4月）に現れた症状

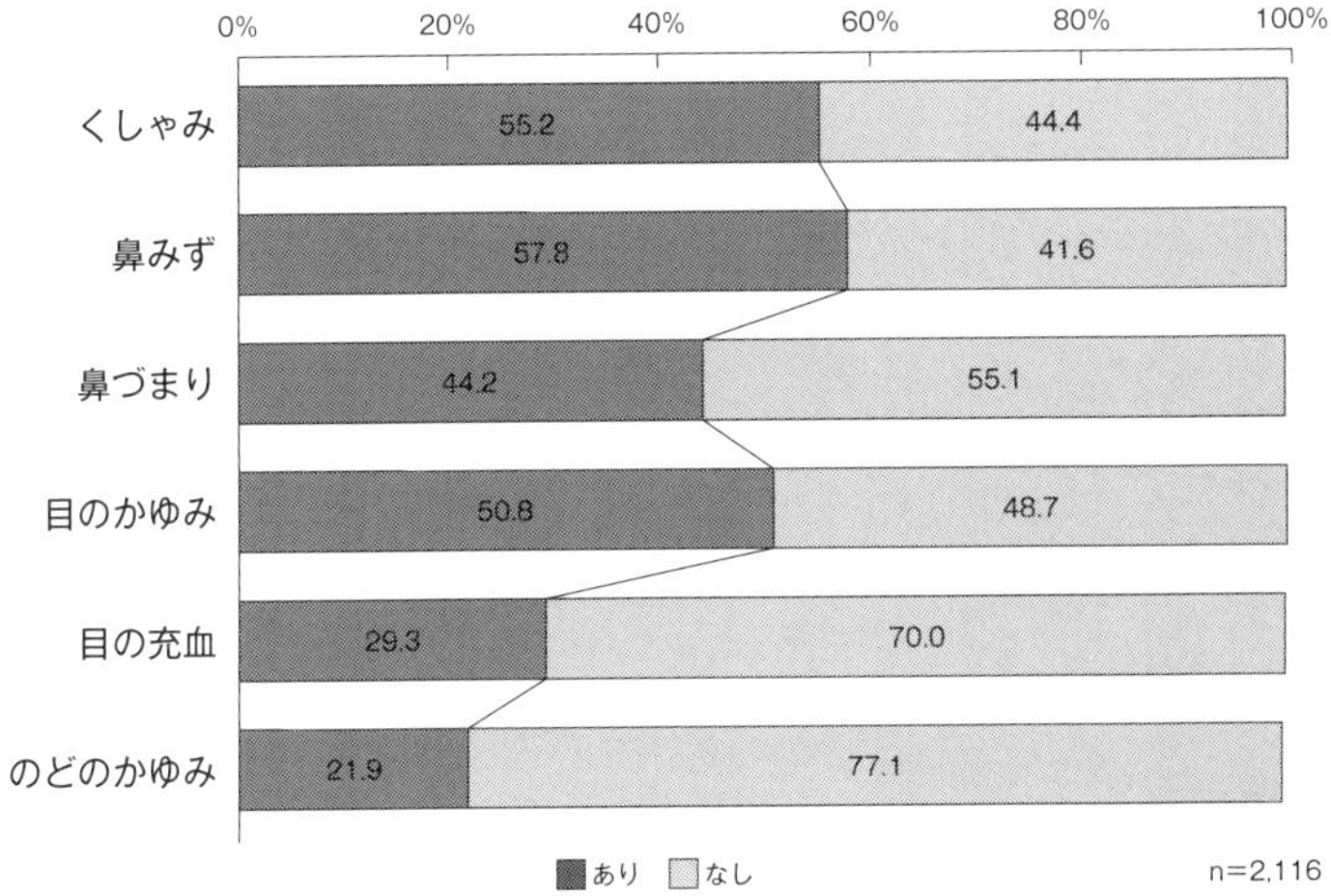

出典：東京都福祉保健局「花粉症患者実態調査報告書（2016年度）」

も鼻の諸症状と同じくらい、花粉の飛散とともに表れやすい症状です。

東京都福祉保健局の２０１６年度花粉症患者実態調査報告書によれば、無作為抽出した都民３６００人にアンケートを取ったところ、春先（２〜４月）に出た花粉症と思われる症状のうち「目のかゆみ」は50・８％。つまり花粉症と診断されていない人を含めても、春先に目がかゆい人は半数に上る試算になります。くしゃみは55・２％、鼻みず57・８％ですから、目のかゆみを感じる人の割合はほとんどこれらと変わりません。鼻の症状と同様、目のかゆみはとても自覚されやすいのです。

図表4　花粉症による目の症状

項目		全体
標本数		300
目の症状	目のかゆみ	94.0%
	充血	41.7%
	目がごろごろする	41.7%
	涙がでる・とまらない	31.3%
	目が腫れぼったい	26.0%
	目に強い痛みがある	8.7%
	視力低下	10.0%

アレルギー・免疫　15巻11号（医薬ジャーナル社）を基に作成

では実際に花粉症と診断された人を母数にするとどうかといえば、約8割もの人が症状として目のかゆみを訴えているという調査があります。そのうち眼科を受診した花粉症患者にいたっては実に9割以上が、目のかゆみを受診理由に挙げています。

図表4は調査結果の一覧です。花粉症による目の症状はほかにも充血や腫れ、涙目やゴロゴロ感などがあり、それらを併発している人も多いものの、最も気になる症状として、かゆみがずぬけて多いことが分かっています。おそらく、花粉症で目が赤くなったり腫れたりしているのにかゆみはない、ということはまずな

いのではと思います。花粉症による目のさまざまな症状に、かゆみはもれなくついてくるといってもいいようなものです。

目がかゆいとQOLはガタ落ち

人間が五感で得る情報のうち、目が占める割合は8～9割ともいわれています。これは「見ること」は生活を送るうえでとても重要な行為であるということを示しているといえます。

私たちは目覚めてから眠りにつくまで、常にさまざまなものを見ていますから、その目がかゆくて不快、となれば逐一ストレスとなることは明らかです。ちょっとゴミが入っただけでもゴロゴロして気になるのに、一日中かゆいとなるとよく見えるどころではありません。

「目がかゆくて仕事にならない！　なんにも手につかない！」とイライラ、キーッとなってしまった経験は一度や二度では済まないかもしれません。かゆみの煩わしさは集中力を奪うため、仕事や勉強にも影響を与えます。

体のほかの部位なら、物事に集中しているとその間はかゆみを忘れることもあり得ます。しかし目のかゆみは、まず見ることに集中できませんから、忘れようとしてもなかなかそうはいきません。起きている限りつきまとう不快感はストレス以外の何物でもないのです。

実際、花粉症により表れるさまざまな症状のなかでも、目のかゆみはとりわけ、ＱＯＬを下げることが研究によって明らかになっています。

私の研究グループでは目のかゆみが生活にどれだけ支障をもたらすかを確かめるため、２００７年に患者３００人を対象としたアンケートを実施しました。結果は、目のかゆみが鼻づまりや鼻みずに比べて、発症率も生活への支障度もトップでした。これは２００８年に論文発表しています。

調査結果を受け、私はより対象者数を拡大し学術的により強い裏付けをとることを考えました。しかし当時は、眼科領域で症状とＱＯＬとの関連を調べる研究手法は確立されていませんでした。そこで私は日本眼科アレルギー学会の研究プロジェクトリーダーとして、２０１２年にＪＡＣＱＬＱというＱＯＬの調査の仕組みをつくったのです。

図表5　生活への支障と症状の関係

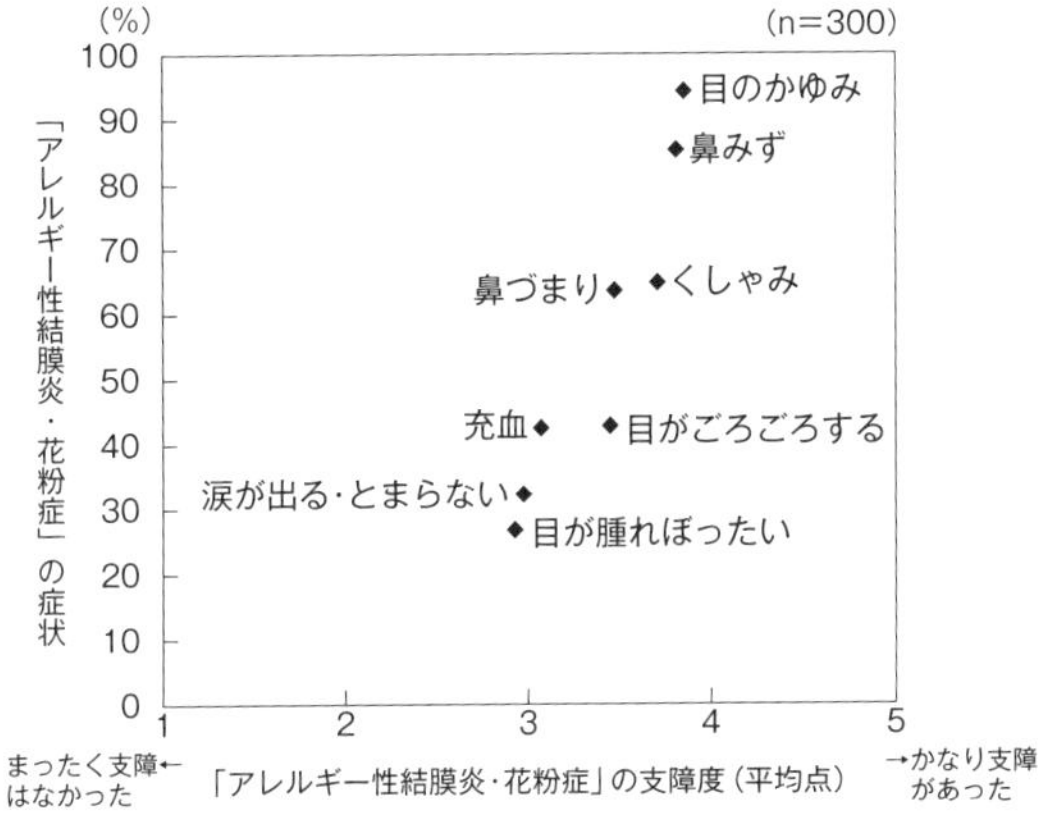

各症状発症率と支障度は相関性がみられ、「目のかゆみ」と「鼻みず」は発症率並びに支障度のいずれも高かった。

アレルギー・免疫　15巻11号（医薬ジャーナル社）を基に作成

その手法を用いて16施設を対象に調査したところ、花粉症の目の症状のなかでもかゆみが最もＱＯＬに影響することが分かりました。

さらに２０１９年、同じ手法を用いたより大規模な調査で、我慢できないかゆみが一回でもあるとＱＯＬが有意に低下するというデータも得られています。研究以前にも、目がかゆいと生活のあらゆる場面で不便をきたすからＱＯＬは低くなるだろうとは考えられてきましたが、このように２０１０年代以降、研究によって学術的にも目のかゆみがいかに生活に支障をきたすかが明らかにされてきました。

不眠や抑うつ気分をひきずり活力も低下

人間は一生の3分の1を睡眠に使うといわれています。寝ている間に脳や体を休めて日中に傷ついた細胞を修復し、よく眠ることで日中の活動性が保たれますから、睡眠はとても大事な時間です。寝つきが悪い、眠りが浅くてすぐ起きてしまうなどのいわゆる不眠症状は起きている間のパフォーマンスを大きく低下させてしまいます。

かゆみはその大きな要因の一つであるといえます。

体のかゆみを引き起こすことの多い血液透析患者を対象にした調査によれば、約25%に重度のかゆみがあり、うち約70%に不眠の症状が見られるとの報告があります。血液透析とは簡単にいうと血液を機械で濾過《ろか》して老廃物を取り除くなどし、腎不全などで機能が低下した腎臓の機能を人工的に代替する治療を指します。さまざまな副作用を伴うことで知られ、体のかゆみもその一つです。こうした研究報告からも、かゆみが睡眠の質を下げることは明らかです。

花粉症のかゆみをはじめとする目の症状と睡眠については、私の研究グループで２０２０年に花粉症患者１０００人を対象としたアンケートを取ったところ、「夜中にかゆみがひどく、目をこすっていることがある」との回答が約４割もありました。「眠りが浅く、疲れがとれない気がする」も３割近く、「寝つきが悪い」「目がかゆくて起きてしまう」も２割程度の人が回答しています。実際、花粉症で目のかゆみがあると気になって眠れなくなったり、ぐっすり眠れず夜中に何度も目が覚めてしまったりする人は多いのではないかと思います。

一般に就寝時は皮膚温度が上昇しやすく、かゆみを伝達する神経が活性化され、起きているときよりかゆみが強まる傾向がありますし、そのため無意識のうちにかいてしまうこともよくあります。それで余計にかゆくなりますます眠れなくなるという、不眠の悪循環が起こりやすいのです。

不眠は日中の眠気や倦怠感を引き起こすだけでなく、心身にさまざまな影響を及ぼします。不眠が続けば疲れもとれにくく、起きたときにもぼんやりして、一日を良い気分でスタートできません。そのまま一日中、気がのらず、ささいなことでイライラしたりくよくよしたり、なんて経験は誰にでもあるものです。

ましてかゆみは昼間も容赦してくれません。目がかゆくて集中力が保てないということになれば、やる気が出なかったり、根気が続かなかったり、何重もの苦しみに耐えなければなりません。

かゆみに限ったことではありませんが、感覚というものは気になればなるほど、強く感じられてしまうものです。目がかゆい、かゆいと気にするだけで、脳がどんどんナーバスになってしまい、ごくわずかなかゆみであっても敏感になり、気になって仕方がない状態になってしまうということです。

例えば音なども、別のことに集中していればさほど気にならないような音なのに、何かのきっかけでひとたび気になりだすとやたら耳につくようになって気をとられてしまって、それまでやっていたことに身が入らなくなることがあります。ましてかゆみは不快な感覚ですから、気になればなるほどイライラして根気がなくなるなど、メンタルがネガティブになり厄介です。

そんな日々が数カ月も続けば、精神的に参ってしまうのも無理はありません。

「かく、たたく」でほかの目の病気にかかる心配も

「かけばかくほど、かゆくなる」ことは多くの人が経験的に分かっています。これはかくことにより目の中でかゆみが強くなるメカニズムが働いていることによります。

かくことの害はそれだけではありません。

かいたりこすったりしてしまうと、その部位の組織がダメージを受け、ほかの目の病気を引き起こすもとになってしまうこともあるのです。つまりどんどん重症化してしまい治りにくくなってしまうということです。

目の表面は涙やムチンという粘性の分泌液で覆われています。そしてこれらはゴミなどの異物の侵入を阻むなど、外的刺激から目を守るバリアのような働きをしています。しかし、目をかいたりこすったりすると表面に細かな傷ができてしまい、そのバリア機能が低下してしまうのです。

そうすると、黒目（＝角膜）や白目（＝結膜）に傷がついてしまうことがあります。角

膜がささくれだったような状態になり痛みを伴ったり、結膜が炎症を起こしてゼリーのようにむくんできたり、強く充血したりなどのトラブルが起こりやすくなるのです。かいたりこすったりが日常的になってしまうと、「円錐《えんすい》角膜」といって角膜が変形して視力が落ちてしまうこともあります。角膜は外からの光を通す役割をもっているので、角膜が変形するということは、例えるならカメラのレンズがゆがみ、うつりが悪くなってしまうようなものだからです。

アトピー性皮膚炎を併発している患者さんのなかには、かくのを我慢してたたくという人もいますが、これもよくありません。かゆみをまぎらわすのに、つい力を込めてはじくようにたたいたりすると、強い力が急激に目にかかり、やはり組織に傷をつけるもとになるのです。

特に心配されるのが、外傷性の白内障と網膜剥離です。白内障はカメラに例えればピント合わせをする役割をもつ水晶体が濁ってしまう病気で、外からの光がクリアに入らなくなり、ピントも合いにくくなります。よって見え方が悪くなり、重症化すると視力が極端に低下してしまうこともあります。白内障の多くは加齢により少しずつ進行していきますが、強い力でたたくことが多いと若い人でも白内障になるリスクが増えるのです。

網膜というのはカメラに例えるとフィルムにあたる部分で、神経でできています。網膜に傷がついて剥がれてしまうと神経が急激に傷んでしまいます。傷んだ神経は治らないので最悪の場合、失明につながってしまいます。目や目の周囲をたたくことで、網膜剥離の危険性が高まってしまうのです。

花粉症の目のかゆみに対しても、たたくことは危険な行為なのです。かいたりこすったり、たたいたりして、もしほかの目の病気にでもかかってしまうようなことがあったら、文字どおりの弱り目にたたり目です。かゆいときには、冷やすことと、洗眼で花粉を洗い流すことを指導しています。でも、最も望ましいのは「できるだけかゆくならないようにする」ことであり、これこそが本書のメインテーマです。

目の周囲の皮膚が荒れ、見た目にも影響

花粉症のあるなしにかかわらず、深夜に深酒をしたり泣いたりして翌朝まぶたが腫れてしまったり、疲れたときに鏡を見たら目の下にクマができていたり、などという経験は多

くの人にあるものです。目元はちょっとした刺激や体調の変化が表れやすい場所といえます。

なぜかといえば、目の周りの皮膚はほかに比べ薄いからです。一般的に皮膚の厚みは平均２㎜ほどといわれていますが、目の周囲はとても薄く、０・６㎜程度しかありません。これは例えるなら卵の殻についている薄皮と同じくらいです。

したがって刺激に弱く、トラブルが出やすいのです。

目がかゆいと、自分ではかかないよう、いじらないよう気をつけているつもりでも、無意識のうちに何度も触ってしまったりしているものです。いかんせん目の周りの皮膚は薄いですから、たとえそっと触れる程度の力でも刺激になりますし、それがしょっちゅうとなるとダメージが蓄積されていってしまいます。そのため、まぶたが赤くなったり黒ずんだりしやすくなりますし、腫れてくることもあります。触るのがクセになってしまい、いつの間にか目の周りが荒れていた！などということにもなりかねません。

目元は顔全体の見た目の印象を大きく左右する重要なパーツでもあります。かき壊して痛々しい目元になると、「どうしたの？」とすぐ周囲から気づかれてしまいます。表情にも影響しますから、「なんだか具合悪そう」「疲れていそう」「不機嫌そう」などと、まず良い印象を与えません。

顔つきがさえないと、おしゃれにも気乗りしなくなりますし、「大丈夫？」なんて心配されるのも気まずいものです。そのうち人に会うこと自体が嫌になってしまうことにもなりかねません。寒い冬が終わり本来なら春は外へ出かけたくなるシーズンなのに閉じこもりがちになってしまってはもったいないと思います。

かゆみをうまく伝えられない子どものSOS

私の診療経験からも、年々子どもの花粉症の患者さんが増えている印象です。2019年耳鼻咽喉科学会の調査によれば、5～9歳で約30％、つまり3人に1人程度はスギ花粉症との結果が出ています。10代になると50％近くにまで跳ね上がり、以降、50代までは有病率にあまり年代の差はありません。

子どもの花粉症は保護者や周囲の大人が気づいて治療を受けさせるようにしないと放置されやすく、注意が必要といえます。

というのも、特に小学校低学年までの子どもはボキャブラリーが少ないこともあり、自らの症状を自覚していてもうまく言葉で伝えられないケースがとても多いのです。

言葉に出せない分、表情やジェスチャーでヘルプサインを出すことが多いです。例えば目がかゆいことを、ぱちぱちと何度もまばたきしたり、不機嫌そうにしかめ面をしたり、ぺちぺちと目の周辺をたたいたりして表現しようとするなどです。

なかには保護者が「チックかもしれない」と心配し、小児科を受診したところ、花粉症で目がかゆいせいだったと分かるケースもあります。まぶたが赤く腫れてきたので雑菌が入ったのかもと保護者が驚き、眼科へ急いで連れていったところ実は花粉症だった……というケースも少なくありません。言葉にしにくいだけでなく、かゆみの感覚自体がまだよく分からず、「痛い」と表現したり、口では何も言えずにぐずったり、機嫌を悪くしたりという子もいます。

放置すると、目の中で起こっている炎症が強くなり、目の組織がしっかり完成されきっていない幼児では成人よりも重症化や慢性化のリスクが高くなってしまいます。場合によっては治療にステロイドなどの強い薬を使わざるを得ず、副作用による目への悪影響が心配されます。

子どもの花粉症は、保護者や周りの大人が見た目の変化に気づいてあげるのが早期発見のポイントです。充血、涙目、まぶたの腫れやむくみなどが主なサインとなります。

重症化しなくても、毎シーズン煩わしい目のかゆみがついて回るとなると、子どもは将来が長いだけに影響は計り知れないほど大きく、やはり深刻といわざるを得ません。入学や卒業、受験、就職など、先々に大きなライフイベントがいくつも控えている子どもにとって、花粉症であることは余分な試練が課されてしまうといっても言い過ぎではありません。

新たな経験をしたり、人間関係をつくったりするなかで、花粉症があるがためにのびのびと自分を出せなかったり、実力を発揮しきれなかったりするのは大人であっても悔しいものです。まして精神的にも成長過程にある子どもは感受性も強く、うまくいかないことを大人以上に深刻に受けとめてしまいかねません。

特にスギ花粉症は受験とシーズンが重なるので、追い込みの時期なのに勉強に集中できない悩みや、本番でかゆみが強くなったらどうしようといった不安の声を子どもも本人からも保護者からもこれまでにたくさん診察室で聞いてきました。

もちろん、ライフイベントの有無にかかわらず、子どもであってもＱＯＬの低下は免れません。毎日寝ても起きても目がかゆいことのストレスが小さいうちからかかり続けていけば、内向的になったり、イライラしやすくなったりと、その子の性格形成にも影響することが懸念されます。花粉症の目のかゆみは子どもの将来を左右する重大な問題なのです。

「見えない損失」が人生の足かせに

改めて、いかに日々の生活のなかで花粉症であることが自分自身に損失をもたらしているかを分かってほしいと思います。かゆい、眠れない、気力が出ない、外出しにくいといった一つひとつの不便はともすれば長い付き合いになるほど慣れてしまい、熱が出た、お腹が痛い、手足が動かないなどの明らかな異常が出ればすぐ病院に駆け込むのとは違って、「いつものこと」と過小評価されがちです。命に関わらないだけに、「我慢してやり過ごせば何とかなる」とつらさに自らふたをして、軽視してしまう人も多いのです。

糖尿病などの、病歴が長くなると悪化し全身に合併症を起こすような病気とは違い、花粉症はシーズンが終わるとけろっとして「のど元過ぎれば熱さを忘れる」になりやすいので、なかなか危機感をもってもらいにくいのかと思います。

そんな「見えない損失」も、長い付き合いになればなるほど人生に累積していってしまいます。そしてやがて見て見ぬふりもできないほど大きくなってしまうかもしれないことを私は強く懸念しています。

人生は一度しかありません。それを、花粉症さえなければ受験に成功したはず、花粉症さえなければ人間関係に悩まずに済んだはず、花粉症さえなければもっとばりばり働けたはず……と、年を重ねてから悔やむことになるのはあまりにも残念です。

国が花粉症対策に乗り出したといっても、成果が見えてくるにはなお10年、いやそれ以上かかるかと思います。私はアレルギーを主要なテーマに研究をしてきた立場から、症状改善に効果的なメディカルケアを一刻も早く広める必要性を強く感じています。

第2章

目のかゆみが起きる
4つのプロセス
アレルギー発症の
メカニズムとは

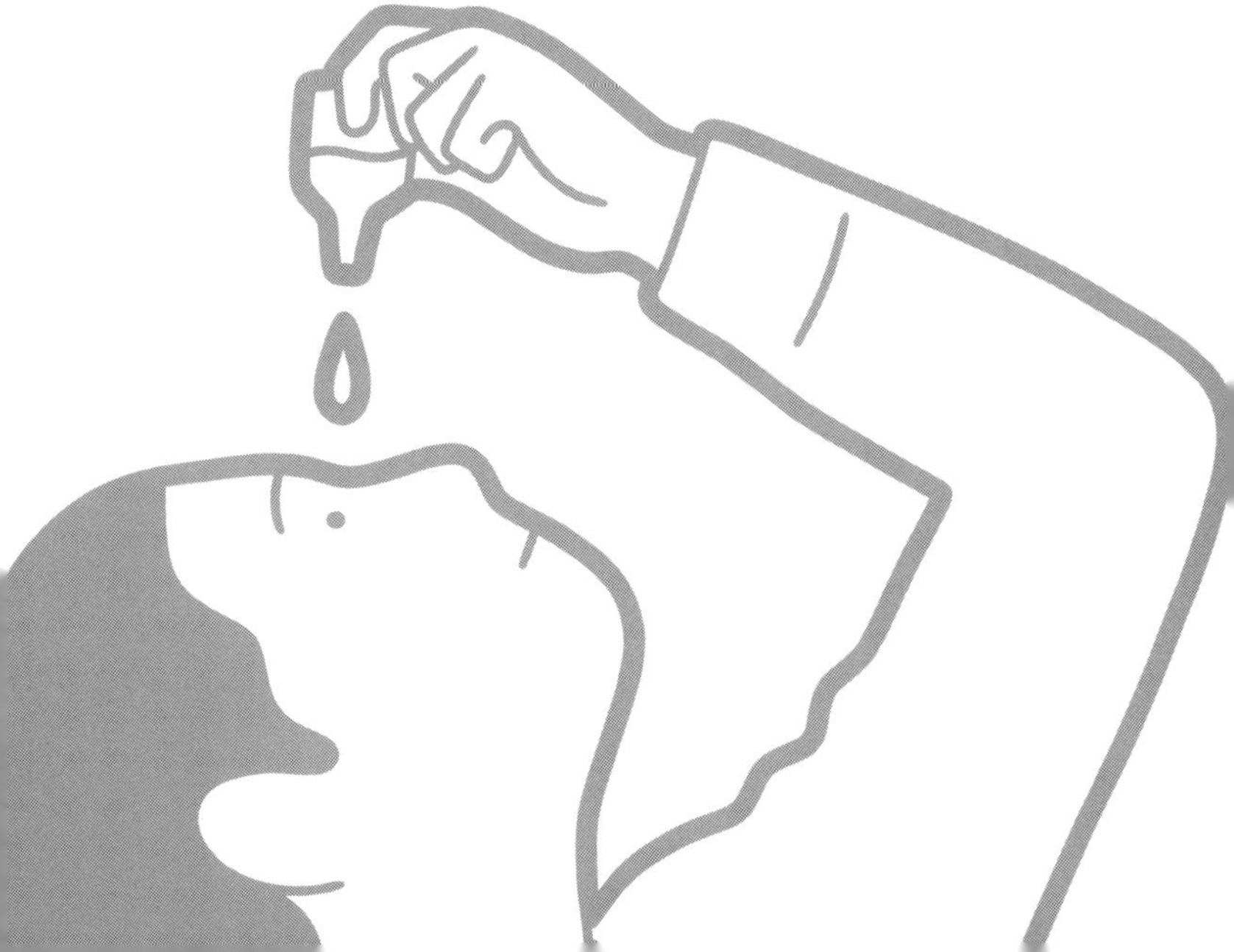

アレルギーは生体の過剰防衛

花粉症を語るうえで外すことのできないキーワードが「免疫」です。免疫は新型コロナウイルス感染症の世界的な感染拡大を通してすっかりおなじみになったことと思います。

免疫は誰もが生まれながらにもっている、異物から生体を守る防御の仕組みです。それを構成するのは主に免疫細胞と呼ばれる細胞群で、骨髄でつくられ、血液中や組織などに存在しています。特に腸管の粘膜組織には免疫細胞が集中しているとされ、近年腸活がブームになっています。

人類が生き延びていくために免疫は不可欠なシステムであるということが分かってきたのは今からさかのぼること約２５０年、18世紀の欧州で天然痘が猛威を振るい多くの犠牲者が出た頃からです。英国の医師ジェンナーが弱い天然痘である牛痘にかかった人の皮膚にできた水泡を別の健康な人に注射し発症抑制を確認したことが、のちの予防薬、すなわちワクチン開発の先駆けとなった話は有名です。

この大発見はそのあとパスツールの狂犬病ワクチン、コッホの結核菌ワクチンへとつながり、その過程で免疫の仕組みも徐々に解明されてきました。先人たちの成果が礎となり、かつて多数の死者を出した感染症は現代ではほとんど征圧され、人間の寿命は飛躍的に延びたのです。

しかし一方で時代が下るにつれ、免疫の過剰反応が問題となってきました。ホコリや食物の成分、そして花粉など、体にとって異物には違いないものの、病原体とはいえないようなものに対しても「害だ！」と免疫が認識してやっつけにかかってしまうということです。

この行き過ぎた反応がアレルギーです。花粉症もアレルギーの一つで、体が花粉を敵視してしまうことで起こります。本来、体を守るためにある免疫が、花粉に対し過剰反応し排除しようとするあまり、健康な体まで傷つけてしまうというわけです。

清潔過ぎる環境が、アレルギーをつくる？

どうしてこのような人体の命を脅かすほどの敵でもなさそうなものに、免疫が過敏になり攻撃をしかけてしまうようになったのか、要因の一つといわれているのが、人間がキレイ好きになり過ぎて異物への耐性がなくなってきたという、「衛生仮説」と呼ばれるものです。

生態系には多くの微生物が生息しており、人間はある程度微生物の侵入を許すことで体内の防御システムがバランスよく整備されていくというのが、そうした微生物に対する免疫をつける一つのプロセスといえます。しかし現代社会は衛生環境が良過ぎるために、このプロセスを踏む機会がなくなってしまい、そのために免疫がバランスを崩し過剰に反応するようになっているというのです。このことを指摘したのが英国のストラッチャン博士で、日本では衛生仮説として知られるようになりました。

確かに日本もかつては子どもが外でどろんこになって遊ぶなどといった光景がよく見ら

れましたが、その頃は花粉症やアトピーはほとんど問題になっていませんでした。

それがいつの間にか抗菌・除菌が声高に叫ばれ、特に都市部では、泥んこどころかちょっとでも汚い環境が目の敵にされるような風潮になり、それと歩調を合わせるかのように、アレルギー疾患の問題がクローズアップされてきたように思います。

衛生仮説はあくまで仮説であり賛否両論あるものの、ダニや花粉などの一部のアレルギーに対しては当てはまると考えられています。人間の体は環境に適応しようとその機能を変えていきますから、行き過ぎた清潔信仰が体の防御システムを乱し、花粉症も含めアレルギーを増やしたとする論調には一理あると思います。

「見張り番」が多過ぎる

免疫システムの主な構成員である免疫細胞にはさまざまな種類があり、それぞれ役割をもっています。あるものは敵の情報を探るスパイ、あるものは武器をつくる専門、あるものは司令塔、といったように、もち場や働きの異なる細胞たちがチームプレーで敵を撃退します。

体内に敵が侵入してきたときに、免疫を担う面々のなかで敵を真っ先に見つけるのが見張り番役です。見張り番はすぐさま「敵がきたぞ！」と、免疫システムのなかで敵をやっつける攻撃部隊に伝えます。そこでは、敵の種類に応じた武器をあらかじめ装備しています。見張り番からの知らせを受けたらすぐに攻撃を開始し、敵を追い出しにかかるのです。このプロセスが適正に作用すれば人体は敵から守られる、つまり菌やウイルスなどの病原体による感染を免れるなどし、大事にならずに済みます。

ところがアレルギーでは同じプロセスを踏んでいるのに人体がダメージを受けてしまうのです。適正に作用していないということです。その大きな違いは、実は見張り番の多さにあります。アレルギーの人は、免疫システムの構成員のなかでも、見張り番が多過ぎるのです。例えるなら、ビルの警備員が入り口だけでなく、すべての窓に配置されているようなものです。当然、チェックが厳しくなるので、ちょっとでも怪しいものを見つけると騒ぎ立て、攻撃部隊を呼んできます。

少し専門的になりますが、例えばスギ花粉が体内に入ったとき、抗原提示細胞といわれる樹状細胞がスギ抗原をヘルパーT細胞に提示して、T細胞がB細胞にスギ抗原に対する

ＩｇＥ抗体をつくるように指示します。指示されたＢ細胞は形質細胞に変化してスギ抗原に対するＩｇＥ抗体をつくります。そのＩｇＥ抗体がマスト細胞表面につくことで見張り番となるのです。

マスト細胞の上のＩｇＥ抗体に抗原（＝アレルゲン）が結合するとその刺激でマスト細胞からヒスタミンなどの物質が放出されてかゆみが出たり、充血が起きたりします。ＩｇＥ抗体は見張り番が使うアンテナとかセンサーみたいなものといえます。

花粉症などのアレルギーで悩む人は、テレビや雑誌、ネットなどを通して見聞きしたことがあるかと思います。ＩｇとはImmunoglobulinの略で、敵をやっつける機能をもったタンパク質の意味です。Ｅは体内に複数種類あるＩｇを分子構造などの違いで分類したうちのＥタイプという意味です。一般的にアレルギーと呼ばれているものに対する見張り番はすべてＩｇＥ抗体を表面につけたマスト細胞です。全身に分布していますが、特に皮膚や粘膜の下などに多く待機しています。もともとＩｇＥ抗体は、昔は主に寄生虫から体を守るためにつくられた抗体で、これがあったからこそ人類は生き延びてこられたのですが、そのようないわば功労者もいまや失業状態になってしまいました。少なくとも現代日本では医学の進歩や衛生状態の向上により、寄生虫による感染症が征圧されているため敵がいなくなってしまったからです。そのために、かつては敵認定されていなかったものまで、ＩｇＥ抗体が見張りの対象にするようになってしまったと考えられています。

花粉もその一つで、目に入ってもちょいと涙で流してくれればそう悪いことにはならないはずなのに、ＩｇＥ抗体が敵認定することで、過剰反応が起こるようになってしまったのです。その結果、目ではかゆみや充血、むくみなどの不快なアレルギー症状が起こってしまうというわけです。

花粉症の人は体内の免疫システムのＩｇＥ抗体が花粉を敵認定している状態といえます。では花粉症にかかっていない人は、ＩｇＥ抗体は花粉を敵認定していないのかといえば、そうとも限りません。実はもう敵認定されていても、ＩｇＥ抗体をつけたマスト細胞の数、つまり見張り番がまだそう多くなければ症状が表に出てこないことも多々あるのです。ひとたび花粉がＩｇＥ抗体に敵認定されると、シーズンに入り目や鼻から入ってくる花粉の量が増えれば増えるほど、「見張りの手が足りない！　もっと増やさねば！」とばかりに、このＩｇＥ抗体もマスト細胞も体の中でどんどんつくられていきます。

ただし、ＩｇＥ抗体がある一定の量になるまでは症状が出ることはなく、それにはある程度の年月がかかるのです。とはいえ、花粉シーズンは毎年巡ってきますので、シーズンがくるたびに花粉が体内に取り込まれていけばＩｇＥ抗体の量も増えていきます。そして一定の量を超えると症状が出てしまう、というわけです。

「これまで全然平気だったのに、今年急に症状が出た」という人がいますが、たいていはそれまで着々と体の中でＩｇＥ抗体とマスト細胞がつくられ、それが今年、ついに一定量を超えたために症状が出たのです。つまり症状が出る何年も前から、花粉症が発症する下地がつくられてきた、ということです。

一定の量というのには個人差があり、一律にどのくらいとはいえません。体内に入る花粉の量や、その人の体質がどのくらいアレルギーになりやすいかにもよります。

こうして、花粉の見張り番がわらわらと増殖してしまったのが、花粉症の人の免疫の状態です。ちょっとの花粉でも一大事だと大騒ぎになりますので、あとを任される攻撃部隊も、お家を守るためといわんばかりに張り切ってしまいます。

家の中にアリが入ってきたときにさっと軽くつまみ出せば済むところを勢い余って床や壁をところかまわず壊してしまうような、オーバーにいえば、そんな抑えのきかないようなことが体の中で起こってしまうのがアレルギーなのです。

図表6　抗体の種類

抗体の種類	概　要
IgG	血液中に最も多く含まれる抗体
IgA	腸管、気道などの粘膜や初乳に多く存在する抗体
IgM	細菌やウイルスに感染したとき、最初につくられる抗体
IgD	量が少なく、その役割はよく分かっていない
IgE	最も量が少なく、花粉症などのアレルギーを起こす抗体

このために、健康な組織までダメージを被るのですからたまったものではありません。免疫はよかれと思って奮闘しているのですが、人間にとってはありがた迷惑です。しかも免疫は全身を守るシステムですから、暴走すると体のあちらこちらに影響が出ます。アレルギーが鼻に起これればアレルギー性鼻炎、口なら口腔アレルギー、気管支なら気管支ぜんそく、腸なら食物アレルギーといったように、体中で起こるのです。

人体の免疫における見張り番のセンサーはＩｇＥ抗体以外にもあります。今のところ分子構造などの違いにより5タイプあることが分かっています。

赤ちゃんは母親のお腹にいる間に、胎盤を通してＩｇＧのタイプの抗体を受け取ります。この抗体は生後３週間程度で半減してしまいますが、そのあとは赤ちゃん自身が抗体をつくりだせるようになっていきます。また、母乳にはＩｇＡ抗体が含まれており、授乳を通して受け取ることができます。

目の花粉症は結膜で起こる

目の花粉症は、結膜と呼ばれるまぶたの裏側から黒目の周りにかけて覆っている薄い膜で起こります。結膜は直接外界と接している組織で、いわば体の中と外を分ける砦《とりで》のようなものです。異物の侵入を防ぐバリアの役割を担っています。結膜の上皮の下の組織に見張り番、つまりＩｇＥ抗体をたくさん表面につけたマスト細胞が待ち構えているのです。

目の花粉症では、その結膜が炎症を起こすことから、正式な病名を「アレルギー性結

図表7　結膜

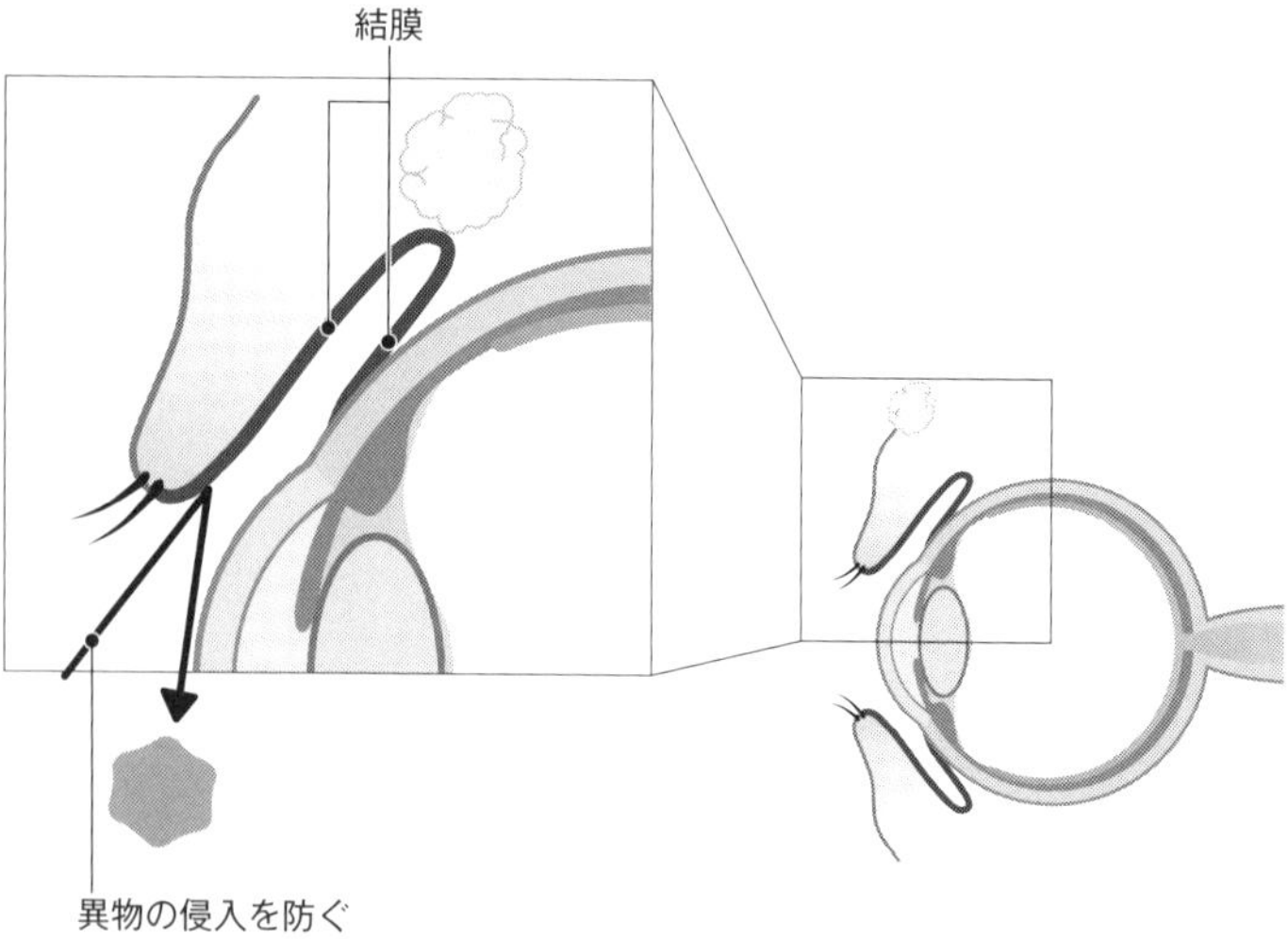

膜炎」といいます。花粉症に限らず、ダニやハウスダストなどのアレルギーも結膜が炎症を起こしますので同じ病名になります。そのうち、スギ花粉症のようにシーズンが決まっているものは季節性アレルギー性結膜炎、ハウスダストのように季節を問わず起こるものは通年性アレルギー性結膜炎と呼ばれ、医学的には区別されています。

スギ花粉は敵視されやすい？

花粉症の患者さんにとっての花粉のように、見張り番のセンサーであるＩｇＥ抗体が「こいつは敵だ」と認識する相手を総称して「抗原（アレルゲン）」といいます。

抗原は今のところ数百種類あるとされています。ただし、１つのＩｇＥ抗体が敵にするのは１種類の抗原のみです。

あるものは花粉の見張り、別のものはダニ、というように担当が決まっているのです。花粉症はひどいけれどペットの毛は平気とか、ダニアレルギーはあるけれど花粉は大丈夫などと人によって違いがあるのは、どの抗原に対するＩｇＥ抗体が多いかが人それぞれだからです。同じ花粉症でも、スギはひどいけれどイネは全然大丈夫という人もいると思います。それはその人の場合、スギ花粉に対する見張り番はたくさんいるけれどイネのほうは手薄で見張りが緩いからです。

自分が何に対してアレルギーを起こしやすいかは血液検査で知ることができます。アレルギー科や内科、皮膚科、そして眼科でも受けられますが、検査にも複数の種類があり、調べられる項目数などは違いがあります。

抗原は体に入ってくる主な経路別に、「吸入性」「食餌性」「経皮性」に分けられます。花粉症に多い、目や鼻のアレルギーを引き起こす抗原で多いのは、空中を漂って目や鼻から体の中に飛び込んでくる吸入性です。スギ、イネ、ブタクサといった樹木や草花の花粉をはじめ、ダニやハウスダストなどが代表的です。

一方、卵や牛乳、小麦粉、そばなどの食べ物でアレルギーを起こす抗原は食餌性、ゴムや金属など皮膚に接して起こすものは経皮性に分類されます。

数ある植物のなかでもスギやヒノキ、イネなど多くの人が花粉症を起こしやすい植物はある程度決まってきます。それはなぜ？と疑問に思う人もいるかと思います。

はっきりしたことは分かっていませんが、スギ花粉はそもそもＩｇＥ抗体が、「こいつは敵だ」と認識しやすい構造のタンパク質をもっているようなのです。専門的には「抗原性が高い」といいます。ヒノキやシラカバ、イネなども同様で、非常に抗原性が高いために、花粉症を発症しやすいのです。

一説には、かつてＩｇＥ抗体が戦ってきた寄生虫のタンパク質と、花粉のタンパク質の構造が似ているために、敵としてすり込まれやすかったのではないかともいわれています。

アレルギーの起こる人、起こらない人の違いは？

同じようにスギ花粉の多い環境で生活していても、発症する人としない人がいるのはなぜでしょうか？

その差も、「見張り番の多さ」にあります。見張り番であるＩｇＥ抗体は、人によってつくられる量に差があり、多くつくられる人ほど敵に反応しやすいので発症しやすく、重症化もしやすいのです。そして、ＩｇＥ抗体の血中濃度がとても高いことが分かっています。

ＩｇＥ抗体がつくられやすい体質をアレルギー体質、またはアトピー素因といいます。アレルギー体質は親から子へ受け継がれる確率が高く、両親がアレルギーの場合、約８割の確率で遺伝するといわれています。

アレルギー体質をもっていると、もっていない人よりは花粉症やアトピーなどのアレルギー疾患を発症しやすくなります。ただし、誤解しないでほしいのは、アレルギー疾患自体が遺伝するわけではないということです。あくまでも体質が受け継がれやすいと理解すべきです。

また、アレルギー体質だからといって必ずアレルギー疾患を発症するわけではありません。発症しやすさは、どんな環境でどんな生活をしているかといった、環境因子と呼ばれる外部からの影響も関わっているからです。

環境因子の主なものには、花粉症であれば花粉、ダニアレルギーであればダニといったように、抗原に多くさらされることに加え、大気汚染や現代に多い気密性の高い家屋といった生活環境、また、複雑化した社会を背景とする精神的なストレスなどがあります。

近年は病気と遺伝子の関係性に関する研究が盛んに行われています。がんなど特定の病気を引き起こすカギとなる遺伝子や、逆に、病気を抑えるのに関与している遺伝子が見つかった、というようなニュースを見聞きしたことのある人も多いと思います。

病気のかかりやすさだけでなく、例えば薬の効きやすさなども個人差がありますが、その個人差をつくる要素の一つに遺伝子の関与がある、ということが国内外の研究から分かってきています。

アレルギーに関しても、抗体のつくられやすさに関与する遺伝子が複数存在することが明らかになってきました。

ただし、どの遺伝子がどの程度、発症に関わっているかなどはまだ完全には分かっていません。発症には遺伝因子だけでなく環境因子も関わってくるため、その遺伝子があるからといって必ずアレルギーになるというわけでもありません。

遺伝子とアレルギー発症との関係はまだ分かっていないことが多く、今後の研究が待たれます。

戦後のスギ植樹が花粉症の大きな環境因子に

日本人の花粉症のうち約8割はスギ花粉によるといわれています。その原因は、日本で飛散するスギ花粉が非常に多いということにあります。これには日本の山間部にはスギの木が多いことが影響しており、第二次世界大戦後の日本の復興政策が絡んでいます。

戦後、広範囲が焦土と化した日本は建築用の木材が不足していました。そこで国は育てやすく、成長が速くて建材としての利用価値が高いスギに目をつけ、1955年頃からスギによる造林が進みました。つまり、今あるスギ林の大半は人工的に植樹され増えていったスギによるものなのです。国のもくろみでは、スギは20～30年経てば成木となるので、伐採して木材にし、建築資材に充てるということでしたが、その後、国内の状況は変わっていきました。というのも、1950年代後半から高度経済成長期を迎え、人件費が高くなっていったのです。

そのため、木材は国内で賄うより海外から輸入するほうが安価で済むようになったので、せっかく大量に植えたスギの木は放置されることになったのです。植樹したスギは成木となり大量の花粉が飛ぶようになりました。今では過去に植林されたスギが最も成熟して、たくさんのスギ花粉をつける時代になってしまったのです。スギの寿命は長く、成木から老木になり花粉の飛散が少なくなるまでにはまだあと数十年はかかると見込まれています。

スギの分布は青森県が北限とされ、北海道にはほとんどありません。ところが、北海道に多いシラカバの花粉がスギ花粉と非常に似た抗原なので、北海道にはシラカバの花粉症の患者さんが多くいます。シラカバは５～７月が開花時期で、患者さんもその時期に多くなります。

目のかゆみを起こす４つのプロセス

目の花粉症は、ひとことでいえば免疫が花粉を敵認定して過剰反応する、ということですが、実際には、花粉が目に入ってからかゆくなるまでにはさまざまな反応が繰り広げられています。大きく４つの段階に分けられます。

1．ハッチアウト

花粉はそもそも草花が子孫を残すためのもので、自身のＤＮＡを守るため、花粉の外側は硬い外殻で覆われています。花粉は雄しべでつくられ、風や虫などの働きで雌しべに運ばれるわけですが、その雌しべの表面には受粉滴と呼ばれる水分がついています。花を眺めていて雌しべが濡れているように見えることがあるのはそのためです。この水分に花粉が触れると中身が出てきて受粉に至るわけです。

この受粉に似たことが、目にも起こるとアレルギーのきっかけをつくってしまうのです。スギ花粉が眼球の涙液に触れると、花粉の外殻が破裂し、中身（内膜）が出てきます。外殻や内膜から抗原となるタンパク質が涙に溶け出します。それが目の中へと染み込んでいき、アレルギーの引き金になるというわけです。

人間の涙や粘液には、さまざまな酵素が含まれています。代表的なものに、殺菌や抗炎症作用をもつリゾチームがあります。この酵素のおかげで目は守られているのですが、一方で、花粉が入ってくると、酵素が花粉の外殻を破裂させるよう働いてしまうのです。

この破裂のことを、専門用語で「ハッチアウト」といいます。語感からも、パンとはじけて中身がアウト、つまり外へ出ることから名付けられたように思われがちですが、実はこれ、ひよこや虫などの「孵化《ふか》」を表す英語が語源とされています。卵の殻が破れて中からひよこが出てくるのと同じように、花粉の殻が破れて中の成分が出てくるのが、花粉症におけるハッチアウトです。

2．抗原タンパクCry j（クリジェイ）の溶け出し

スギ花粉の粒は40マイクロメートル（㎛）＝０・04㎜程度の大きさがあります。それに対して目の表面を覆う結膜の細胞間は０・3㎛程度しかありません。したがって外から入ってきて目の表面についたとしても、そのままではバリア機能をもつ上皮組織の下まで入り込むことはできません。

ところが溶け出したタンパク質は直径30〜40㎚と非常に小さいものです。ナノメートル（㎚）はマイクロメートルの１０００分の１なので、30㎚は０・03㎛です。このようにとても小さいため、細胞間をやすやすと通ってしまいます。

この、もともと花粉の殻の中に入ったアレルギーの原因となるタンパク質を、Ｃｒｙ ｊ（クリジェイ）といいます。日本スギ花粉（クリプトメリアジャポニカポレン）から分離されたタンパク質の種類を示すもので、〝クリ〟は〝クリプトメリア〟の、〝ジェイ〟は〝ジャポニカ〟の略称です。このように、Ｃｒｙ ｊは日本スギ花粉に由来するタンパク質の一群を指す用語として、医学界でアレルギーを扱う領域では広く使われています。

現在、日本スギ花粉の主要な抗原タンパクとして知られているのはＣｒｙ ｊ１とＣｒｙ ｊ２

の2種類です。分子構造の違いにより分けられていますが、どちらも花粉症を起こす原因となることに変わりはありません。

花粉がハッチアウトして、目の中へ溶け出したＣｒｙ ｊを、結膜の上皮の下で待ち構えている見張り番であるＩｇＥ抗体を表面につけたマスト細胞が「あっ、敵だ！」と見つけるというわけです。

3．マスト細胞からの化学物質の放出

攻撃部隊に属する細胞の一つが結膜の上皮の下にいるマスト細胞で、肥満細胞とも呼ばれます。マスト細胞はさしずめ「住み込みの護衛兵」のようなものです。目に限らず鼻、空気の通り道である気道、食べたものが通る腸管といった、外界や外界からきたものと接する粘膜や皮膚に待機して、全身に存在します。ＩｇＥ抗体はこのマスト細胞にくっついており、花粉を見つけるとすぐに情報を伝えます。

その通報を受け、「任せとけ！」とばかりに始動するマスト細胞は武器を携えています。

図表８　マスト細胞と脱顆粒

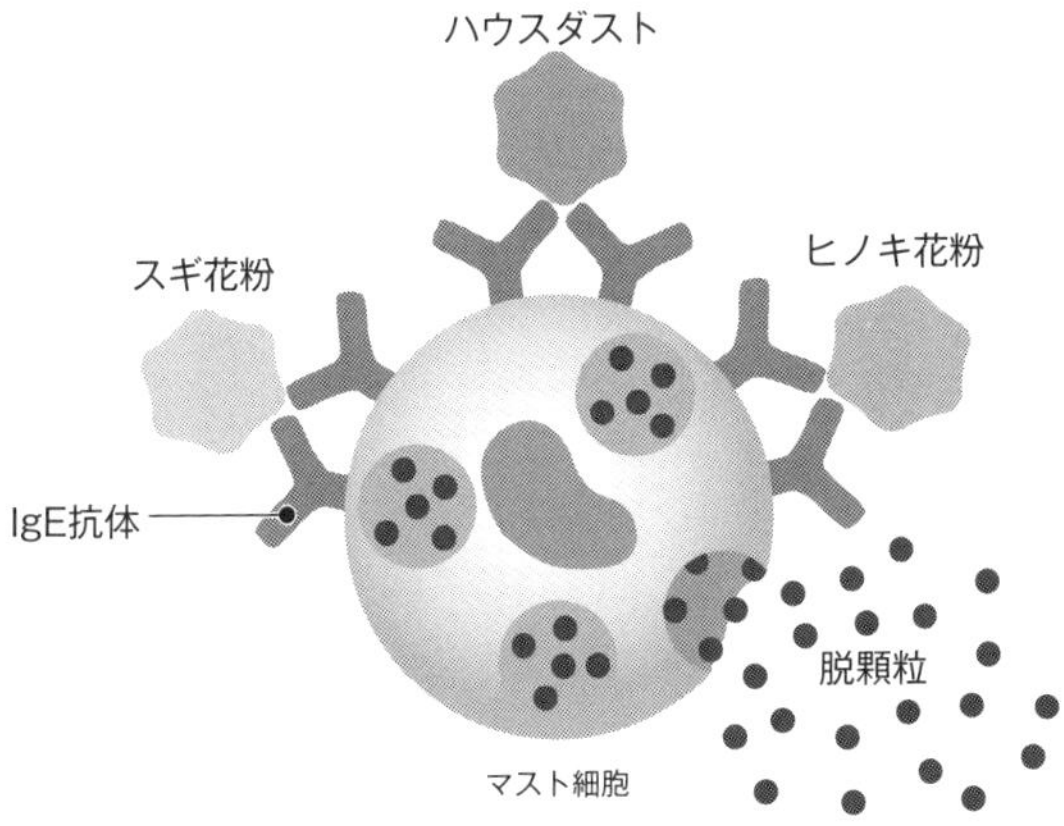

それが、ヒスタミンやロイコトリエンといった化学物質で、これらを放出して花粉を追い出そうとするのです。化学物質はケミカルメディエーターとも呼ばれます。

　マスト細胞にくっついているＩｇＥ抗体が多いほど、見張りが徹底しているといえますので、花粉侵入の知らせが次から次へとマスト細胞に入ってきます。それに応じてマスト細胞も、武器である化学物質を次から次へとたくさん放出します。

　これを医学用語では「脱顆粒《かりゅう》」といいます。というのも、こうした化学物質はマスト細胞の中ではむきだしではなく、分泌顆粒と呼ばれる小さなカプセルのようなものに入っているのです。その分泌顆粒の中の化学物質がマスト細胞の外に放出されることから脱顆粒と呼ばれています。

この脱顆粒がたくさん起これば起こるほど、化学物質の攻撃の威力が強まります。花粉症ではこれが「過ぎたるは及ばざるがごとし」で行き過ぎの状態になってしまうのが問題なのです。本来は花粉だけを追い出せばいいのに、威力が強過ぎてそれだけでは済まなくなってしまい、目の中に張り巡らされている知覚神経や血管にまで作用して、かゆみや充血などの、人体にとって不快な症状を起こしてしまうからです。

4.「かゆみスイッチ」ON

かゆみや痛みなどの感覚は、最終的にはその刺激が脳へ伝わり、脳で認識されることによって自覚されます。全身に張り巡らされている神経から脳へと刺激が伝わり、脳でその情報を受け取ることで初めて、私たちはかゆいとか痛いといった感覚を得る、というわけです。

その、脳へ情報を伝える仕組みが神経には備わっています。

実は神経を構成している神経細胞と呼ばれる細胞には、マスト細胞から放出された化学物質をキャッチする専用の受け皿のようなものがあり、これを受容体といいます。鍵と鍵穴の関係と同じで、１つの受容体にはまる物質は１種類のみです。花粉症においては、主にＨ１受容体と呼ばれる受容体がヒスタミン専用の受け皿となります。

それ以外の物質がきてもＨ１受容体は反応しないのに、ヒスタミンがきたらぱかっと受け皿にはまるようになっています。

そうしたことによって、神経との連絡路が開通し、かゆみを起こす刺激が神経に伝わるのです。その刺激は電気信号として神経から脳へと伝わり、そこで初めて私たちは「かゆい！」と感じる、というわけです。

この一連の仕組みは、家電の電源プラグが壁のコンセントに差し込まれ、ピッとスイッチが入るのをイメージすると分かりやすいかと思います。そこで私は花粉症の目の症状を自分の患者さんに説明する際、このＨ１受容体のことを「かゆみスイッチ」と呼んでいます。

かゆみスイッチは、花粉症の人はそうでない人よりも多く存在します。つまり、神経細胞の表面に出ている受容体が多いということです。これは、花粉症の人はヒスタミンがた

図表９　かゆみスイッチがONになるメカニズム

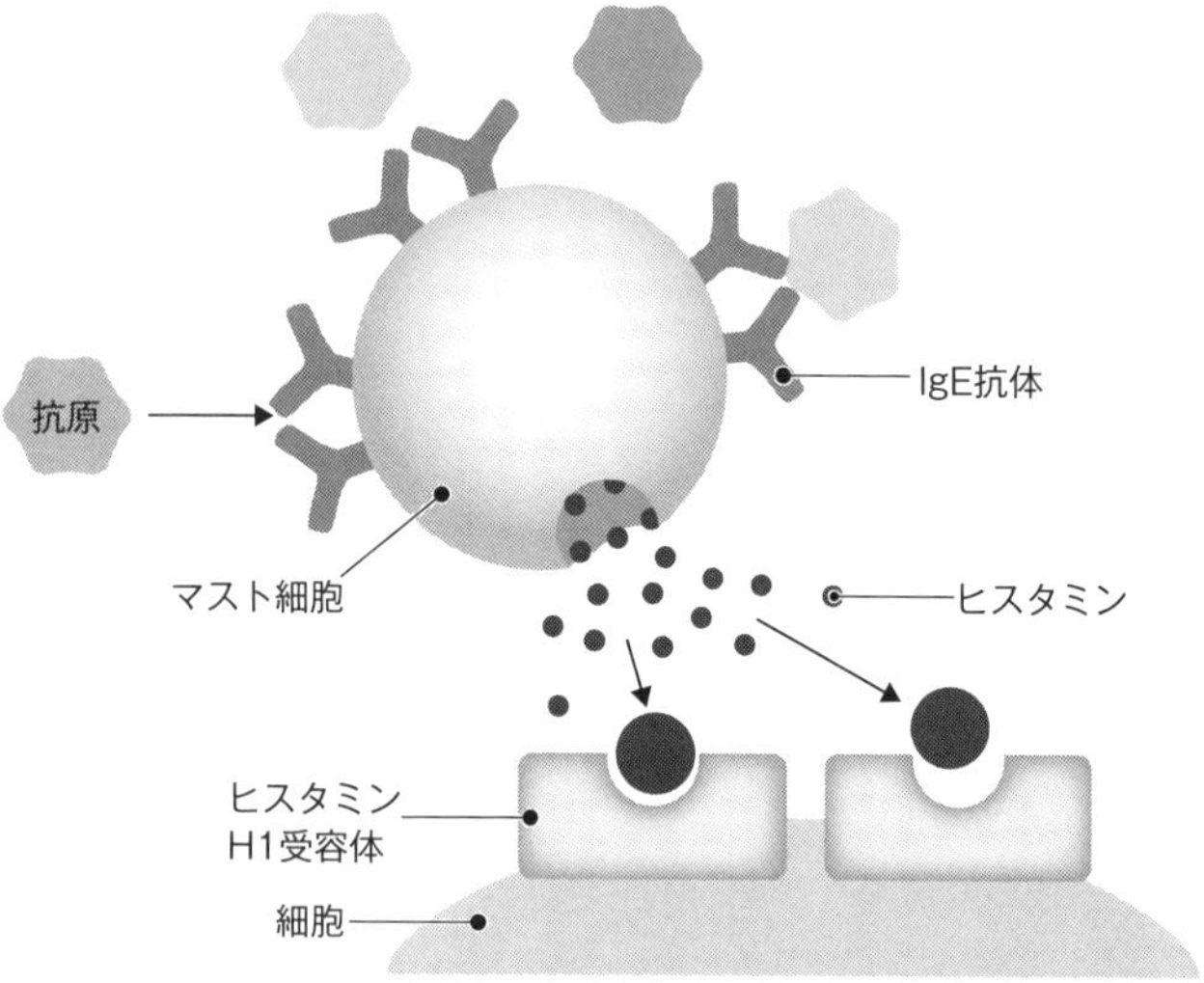

くさんつくられるために、体のほうも受け皿を増やさなければ！と反応するからです。

なお、血管にもこうしたスイッチはあります。ヒスタミンがぱかっとはまるとスイッチＯＮの状態になって、血管を広げると同時に水分を血管の外へ染み出させて、充血やむくみを起こします。

日本で花粉症が社会問題になるにつれて花粉症が起こるプロセスの研究も進み、メカニズムが解明されてきました。症状を抑えるにはプロセスのどの部分にどんな働きかけをすれば効果的かも徐々に分かってきて、薬の開発や、治療法の確立へとつながっていったのです。

かけばかくほどかゆくなるのは脱顆粒が進むから

花粉症の症状がひどくなるのは、花粉に多くさらされることで見張り番のセンサーであるＩｇＥ抗体が増えてしまうせいですが、ではＩｇＥ抗体が増えるとなぜ症状がひどくなるのか。それは、ＩｇＥ抗体が多くなるとそれだけマスト細胞上のＩｇＥ抗体が増えるため、たくさんの攻撃依頼がマスト細胞に伝えられるからで、マスト細胞が張り切ってばんばん武器を使うため、神経や血管が刺激され症状も強くなってしまうからです。

しかしもう一つ、かゆみが強くなってしまうメカニズムがあります。かゆいからと目をかいたりこすったりしてしまうことも、原因の一つになります。マスト細胞はこうした物理的な刺激も引き金となって脱顆粒反応を起こしてしまい、ヒスタミンなどの化学物質がたくさん放出されるのでかゆみが強まってしまうのです。

昔から、かゆいときにはかいちゃだめ、かくと余計にかゆくなる、と経験的にいわれてきましたが、アレルギーのメカニズムが解明されたことにより、理論的にも正しいことが明らかになりました。

2回目の侵入でアレルギーが起こる

よく「ハチは2回目に刺されると危ない」といわれます。初めて刺されたときには痛いだけでたいしたことにならなくても、次に刺されたらショック症状を起こすなど命に関わる事態になってしまいます。これはアレルギー全般にいえることで、発症するには2つの段階を踏むのです。花粉症も例外ではありません。

1度目は免疫が体内に入ってきた花粉を敵と認識し、覚える段階です。ここではまだ戦いは起こりません。しかし2度目に花粉が入ってきたら、戦闘開始です。ここで初めてアレルギー反応が起こり、症状が出てきます。

スマホのアプリやインターネットのサイトを利用する際、初めてのときにはサインアップといって、ユーザー名やパスワードなどを登録することが多いと思います。そして2度目にアクセスしたとき、アプリやサイト側は、登録内容と合致していれば本人であると認定します。アレルギー反応も似たようなところがあります。まず、異物が初めて入ったときに、「これは敵だ」と判断されると、その情報が免疫システムに登録されます。これを「感作《かんさ》」といい、免疫は登録された情報をもとに、次の侵入に備えて攻撃の準備をしておきます。

そして2度目に、同じ異物が入ってきたら、「こいつは登録してあるか？」と〝本人認証〟が行われます。そして「以前、敵として登録しているぞ！」と認定すると、免疫はその異物への攻撃にかかるというわけです。

その登録作業をしていくのはヘルパーＴ細胞の役目です。スギ花粉の抗原タンパクが体内に侵入すると、抗原提示細胞がヘルパーＴ細胞にこれが敵だと教え込みます。教えられたヘルパーＴ細胞はＢ細胞にスギ花粉症の抗原タンパクに対するＩｇＥ抗体をつくるように指示します。指示されたＢ細胞は形質細胞というＩｇＥ抗体をつくる細胞に変化してＩｇＥ抗体を大量につくります。このスギ花粉抗原タンパクに対するＩｇＥ抗体はいうなれば指名手配書のようなもので、マスト細胞の上について迎え撃つ準備が完了します。こ

図表10　花粉症を起こす仕組み

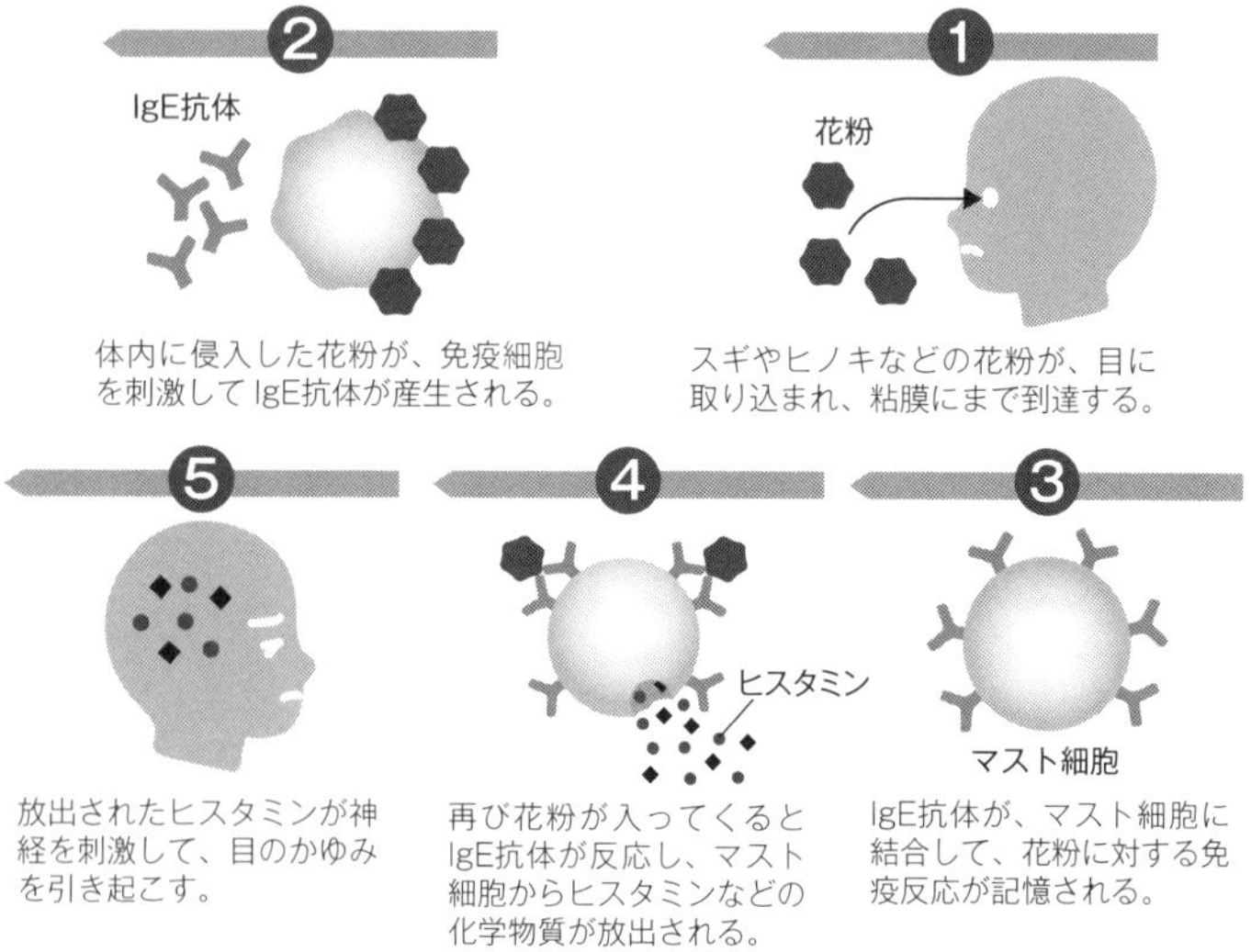

こまでが感作です。感作が完了すると、マスト細胞はいつでも花粉を迎え撃つ状態になります。その周りにはスギ花粉抗原に対するＩｇＥ抗体がびっしりと張り付き、「次きたらただではおかない！」と手ぐすねひいて待っています。

そこへ花粉が再び入ってくると、見張り番であるＩｇＥ抗体がそれを察知し、マスト細胞へ敵の侵入を伝えます。マスト細胞はすぐ攻撃をしかけ、武器であるヒスタミンやロイコトリエンなどの化学物質が、敵のいる結膜へ一気に放出されるのです。

すぐにかゆくなるタイプと しばらく経ってかゆくなるタイプがある

花粉症になると、個人差はあれど多くの人が、シーズン中は外へ出るとすぐに目や鼻がむずむずしてきたりして、ああ花粉が飛んでいるな、と分かるものです。このように、花粉が体に入ってきてすぐ起こるアレルギー反応のパターンを即時相といいます。

これに対し、実は花粉症には、花粉が入ってきて数時間以上経ってから起こるアレルギー反応のパターンもあります。これを遅発相といいます。

夜寝ているときなど、昼間ほど花粉にさらされているわけでもないのに、かゆくて仕方ないとか、鼻アレルギーであれば鼻づまりがひどくて眠れないという経験は、多くの人にあるのではないかと思います。これが遅発相の典型例といえます。

遅発相では免疫に関わる細胞たちのチーム編成が変わってきます。即時相では、これまで話してきたように、粘膜に存在し見張り番をしているＩｇＥ抗体が大きく関わっています。ところが、遅発相になるとＩｇＥ抗体は関与しません。

　その代わりに遅発相で主役となるのが、好酸球や好塩基球と呼ばれる免疫細胞たちです。これらは普段は血液中にいるのですが、結膜で花粉との戦いが起こっていると知ると、そこまでかけつけ加勢します。好酸球や好塩基球も武器をもっています。代表的な化学物質にロイコトリエンがあります。また、好酸球からはＭＢＰ（Major Basic Protein）やＥＣＰ（Eosinophil Cationic Protein）といった組織障害性タンパクが放出されます。

　この、好酸球や好塩基球による攻撃はかなり強力なため、充血がしつこく続いたり、腫れてきたりといった厄介な症状に悩まされることになってしまうのです。ＭＢＰやＥＣＰなどは組織障害を起こし、組織の増殖を引き起こします。

　目の症状の場合、通常の花粉症であれば即時相が主体です。しかし目のアレルギーには花粉症のほかにもあり、なかには重症化しやすい病気もあります。遅発相はそうした目のアレルギーのなかでも、重症例で多く起こります。

増殖するタイプのアレルギーは厄介

花粉症の患者さんの大多数は、免疫のさまざまな反応により不快な症状が出ます。そして花粉の飛散状況に応じて強まったり弱くなったりし、シーズンが過ぎると自然に治まってくるというパターンを毎年繰り返します。しかし目のアレルギーのなかには重症化して目が開けられないほどの痛みやかゆみに襲われ、視力が低下するリスクを伴う疾患もあります。こうした重い症状を呈するアレルギーでは、細胞が異常な増殖を起こしています。そのため専門的には「増殖型」と呼ばれます。増殖型の代表的な病気には、春季カタルや増殖性ＡＫＣなどがあります。花粉症などのアレルギー性結膜炎は細胞の増殖を伴わないため「非増殖型」と呼ばれます。

増殖型で多く見られるアレルギーのメカニズムは遅発相、特に好酸球です。好酸球が大立ち回りし、組織障害性タンパクを撒き散らすことで強力な炎症反応を起こし、結膜の健康な組織へ大きなダメージを与えてしまうのです。ダメージを受けた組織は自らを修復しようとして細胞分裂をするのですが、好酸球の攻撃が激しく損傷が大きいために、修復ペースも上げなければ！とばかりに、細胞分裂が盛んに行われます。

しかし分裂のペースが速いために、その場しのぎの突貫工事みたいになり、修復とは名ばかりの、異常に増殖した細胞による異常な組織ができてしまうのです。これを「リモデリング」といいます。道路でも、事故や災害などで穴があいたり亀裂ができたりしたものを修復しようとすると、ダメージの程度によっては、工事はされたものの、その跡が凸凹したり継ぎ目が残ったりなどし、元どおりのキレイな状態にならないことはよくあります。一応車は問題なく走れますが、修復箇所にくると、がたんと大きく揺れたりします。目の結膜でも、敵との激しい戦いが終わったあとはリモデリングされ、元より悪い状態になってしまうのです。

厄介なのはリモデリングの過程で増殖した細胞によってさらに好酸球が活性化してしまうことです。パワーアップした好酸球は暴走し、結膜にとどまらず、目の表面を覆う角膜も攻撃し始めます。その結果、角膜が傷つき、潰瘍ができたりして白く濁ってしまうことがあります。そうなると、目を開けていられないほどの痛みや腫れを起こしてしまい、視力も低下します。

好酸球にはボスがいて、その命令のもとに活性化します。司令官ともいうべき免疫細胞をＴ細胞といいます。アレルギー反応が軽度で局所（目の結膜や皮膚などの体の限られた場所）であれば、かゆみを抑えたらヒスタミンの放出を抑えるという治療が主になりますが、増殖が起きて重症化するとなかなか薬が効きにくくなり、司令官であるＴ細胞を抑制する必要が出てきます。昔は司令官であるＴ細胞を抑制するにはステロイド点眼やステロイドの結膜下注射しかなかったために、苦労しました。なぜなら、増殖型の病気は子どもに多く、子どもにステロイド点眼を使うと眼圧が上がって緑内障になってしまう場合があったからです。しかし、近年、眼圧を上昇させない免疫抑制剤点眼が開発されて、増殖型アレルギー性結膜炎もコントロールすることが容易になりました。

花粉症による目のアレルギーの98％程度は「非増殖型」で、このような大事には至らず、花粉シーズンが過ぎれば治まるタイプです。通常の花粉症ではまず起こらないのですが、アトピー性皮膚炎と合併している場合に増殖が起こることがあり、アトピー性角結膜炎増殖型といいます。また、春季カタルといって子どもに多く起きるタイプの増殖型アレルギー性結膜炎があります。

「目のかゆみ」と「口のイガイガ」の意外な関係

ほかにも、花粉症と相互に影響して、ともに症状を強めてしまうアレルギーの存在が分かっています。

代表格といえるのが「口腔アレルギー」です。これは、生野菜やフルーツに含まれる抗原が、口の中の粘膜に触れて起こるアレルギー反応で、口内がイガイガしたり、むくんだりし、ひどくなると気分が悪くなって倒れてしまったりします。

野菜や果物はビタミンや繊維質が豊富であるとのイメージが一般的で、タンパク質も含まれていますよ、といってもピンときにくいかと思います。しかし、野菜や果物にもタンパク質は含まれています。

厄介なことには、いくつかのタンパク質の構造が花粉の抗原タンパクと似ているのです。そのため花粉症がある人では、免疫システムが野菜や果物にも花粉と同じように過剰防衛を起こし、口腔内の不快な症状を引き起こしてしまうのです。

スギ花粉症がある人はトマト、イネ花粉症がある人はトマトのほかスイカやメロン、オレンジによる口腔アレルギーが起こりやすいなど、花粉症の抗原の種類により、関連の強い野菜や果物は決まっています。

花粉症のある人が野菜や果物を食べたときに、もし口に違和感があったり気分が悪くなったりしたら、口腔アレルギーを発症している可能性があります。

花粉症は花粉シーズンのみですが、口腔アレルギーは花粉シーズン以外の時期も起こります。おかしいなと思ったらアレルギー科などで原因物質を調べる検査をすることを勧めます。

現代人に多い「ドライアイ」がスキをつくる

スマホやパソコン画面の見過ぎにより目に悪影響が及ぶことはしばしばメディアでも取り上げられているので知っている人が多いと思います。

なかでもドライアイは罹患している人が多く、オフィスワーカーの約65％が確定または疑いありとの報告もあります。目がしょぼしょぼ、しばしば、ちかちか、ゴロゴロなど、自覚症状の表現の仕方はさまざまですが、目を酷使していて違和感が出てきたら、ドライアイのサインといえます。

なぜスマホやパソコンを見つめているとドライアイになりやすいかといえば、人は夢中になるとまばたきが減るからです。涙は上まぶたにある涙腺から分泌され、まばたきによって目の表面にいきわたるようになっています。したがって、まばたきが少なくなれば目の表面から涙が蒸発しても涙が供給されないので乾きやすくなってしまうのです。

ドライアイが花粉症をはじめとする目のアレルギーを起こす大きな要因として昨今注目されています。目が乾いていると目の表面で異物の侵入を防ぐよう働いてくれているバリア機能が低下してしまうからです。

目の表面のバリア機能には、大きく3つあります。

1. 洗い流す：ゴミや虫が入ると涙が出てきます。これは異物を物理的に目の外へと流すためです。ドライアイになると、涙の量が減るのでこの洗い流し効果が落ちてしまいます。

2. からめとる：涙の中にはムチンと呼ばれる、ぬるぬるした成分が含まれています。これが異物をからめとり速やかに排出します。ドライアイで涙の量が減るとこのムチンも減ってしまうので、からめとり効果が落ちてしまいます。

3．ブロックする：目の表面は結膜上皮という膜によって、異物が入らないよう保護されています。しかしドライアイで目の表面が乾くと、膜をつくっている細胞が傷み剥がれ落ちてしまいます。そのため異物をブロックする効果が落ちてしまいます。

皮膚も、潤いが足りないとかさかさして、ちょっとしたことでかゆくなったりするものですが、目も同じなのです。

すでに目のアレルギーがあり、しかもドライアイの人は、アレルギーが重症化しやすいので要注意です。アレルギーによるかゆみで目をこすったりかいたりしてしまうと、目の表面が傷つきバリア機能が低下するのでドライアイを悪化させてしまいます。目の表面が乾けばさらにバリア機能が落ちてしまうので、アレルギーが悪化する……といった、負の連鎖に陥ってしまうというわけです。花粉症を改善するにはドライアイもケアすることが大事です。

黄砂で花粉症がより深刻に

近年、春先を中心に黄砂の飛来が問題になっています。大気汚染物質を含むとされることもあるＰＭ２・５、ＰＭ１・０などと呼ばれることもあり、これらは粒子の大きさを示す用語で、数字は粒子の直径（㎛）を表します。

黄砂は中国大陸から風にのってくる砂塵で、ケイ素というガラスの成分からできた細かな硬い石です。それ自体もとげとげと角張った形をしており、目に入れば刺激となりますが、さらにたちの悪いことには、黄砂はアレルギーを悪化させる働きをしてしまいます。専門用語でアジュバント効果と呼ばれます。

というのも、黄砂の細かい石の粒には微小な穴がたくさん開いており、その中にディーゼルエンジンから排出されるディーゼル因子や窒素化合物などさまざまな化学物質が入り込んでいるのです。これらが粘膜への刺激となり、目や鼻に入ったときにアレルギーを悪化させるというわけです。

スギ花粉症と黄砂は飛ぶ時期が重なっていることもあり、花粉症の人は黄砂を浴びることで花粉症の症状が強まってしまう可能性があるというわけです。

黄砂でなくても、車の排ガスが多いなど大気汚染が進んでいる環境でも同じことがいえます。ディーゼル因子などで結膜上皮が傷ついてバリア機能が低下すると、抗原タンパクが侵入しやすくなるので、アレルギーが起きやすく重症化しやすくなるのです。

第3章

かゆみが起きる前に
目薬をさすだけ
すごいプロアクティブ点眼！

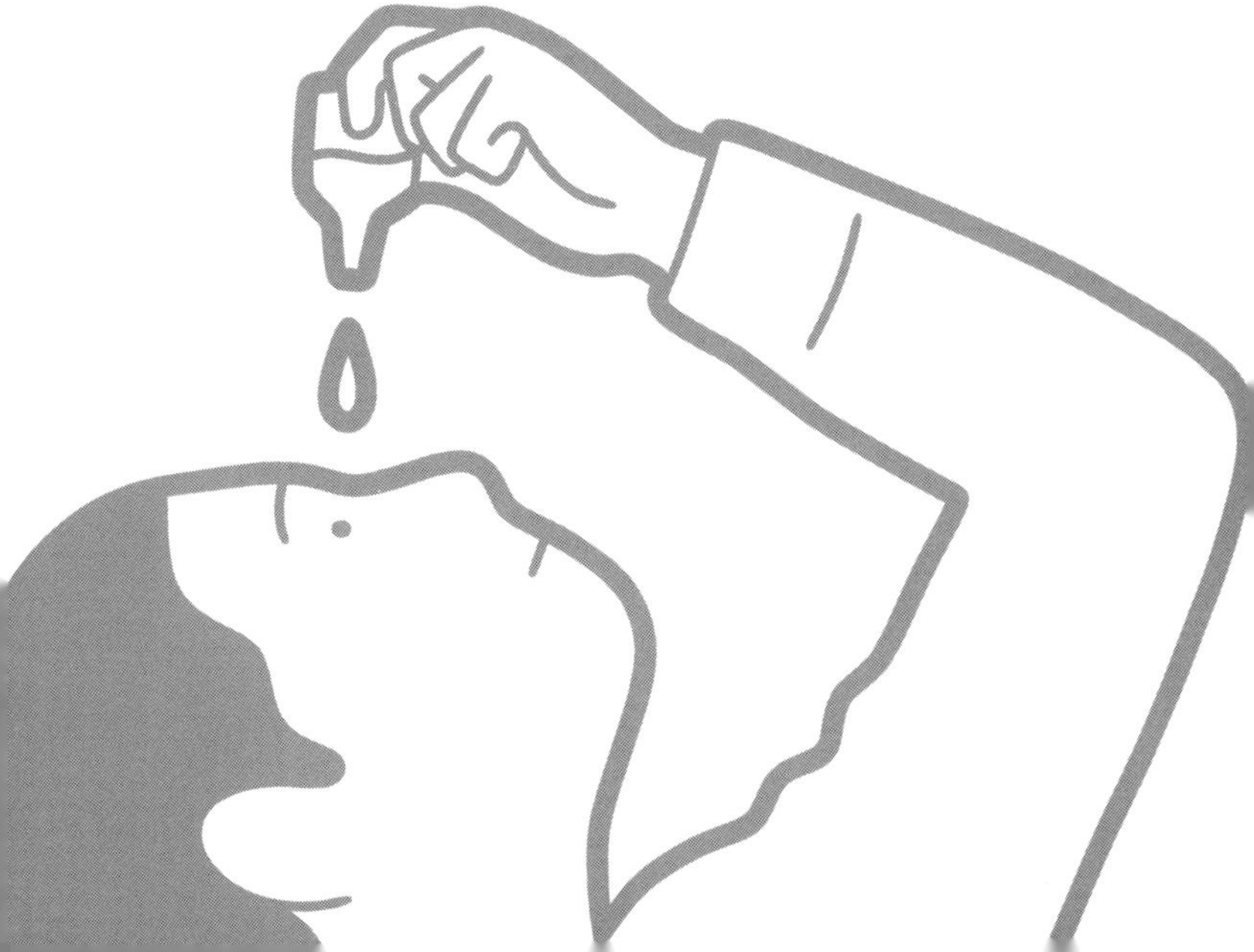

目の花粉症には、点眼による局所療法が基本

花粉症の治療は鼻の場合は内服薬が処方されることがありますが、目の場合はよほどの重症例でない限り目薬、つまり点眼薬による局所療法の対象となります。局所療法は患部のみに治療部位を絞って進める治療ですが、花粉症の場合は点眼して炎症が起こっている場所へ直接薬を届かせる局所療法が基本となります。

鼻の症状に内服薬が処方されるのは、鼻には血管が多く張り巡らされているためです。内服薬の場合、飲むといったん肝臓や腎臓で処理されたのち、有効成分が血流にのって炎症を起こしている部位へと運ばれます。しかし目の表面は血管が少ないため、内服薬では成分が届きにくいのです。

点眼薬をさすと、有効成分が涙に溶けて結膜へ浸透します。結膜は表面から上皮→基底膜→上皮下組織という三層構造になっており、成分は上皮下組織に到達しそこにいるマスト細胞や血管や神経に働きかけます。

図表11　目の構造

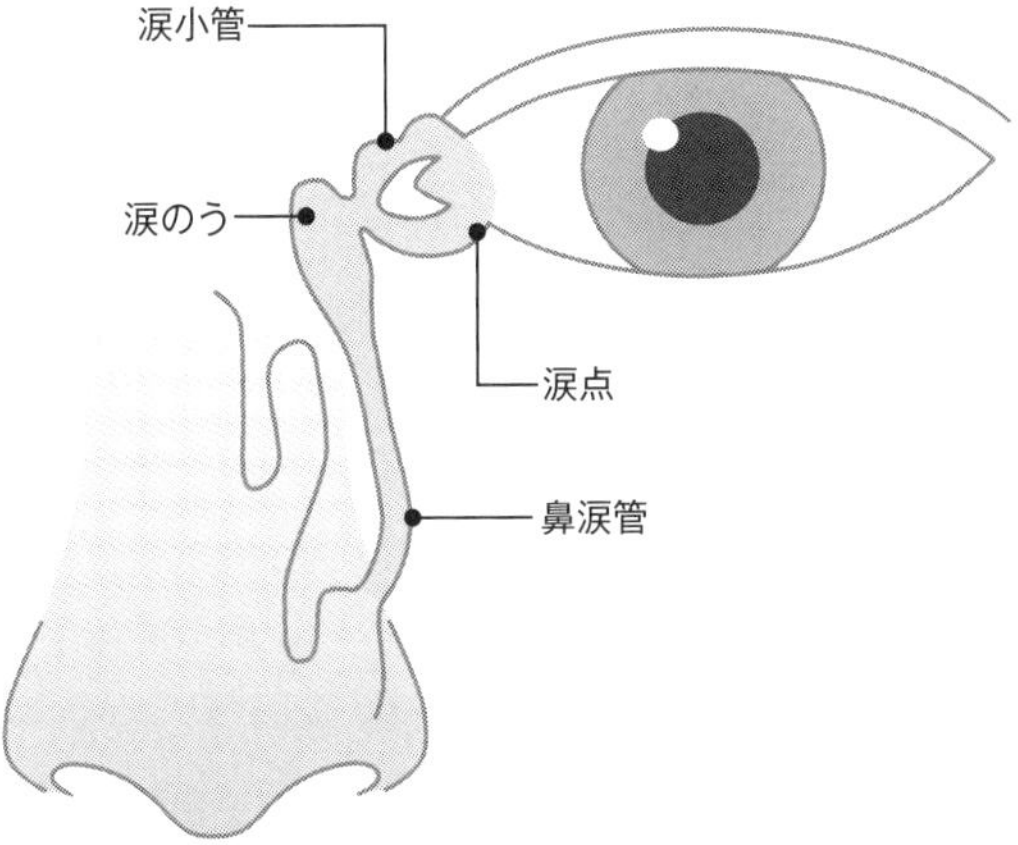

図表12　涙液と結膜の構造・断面

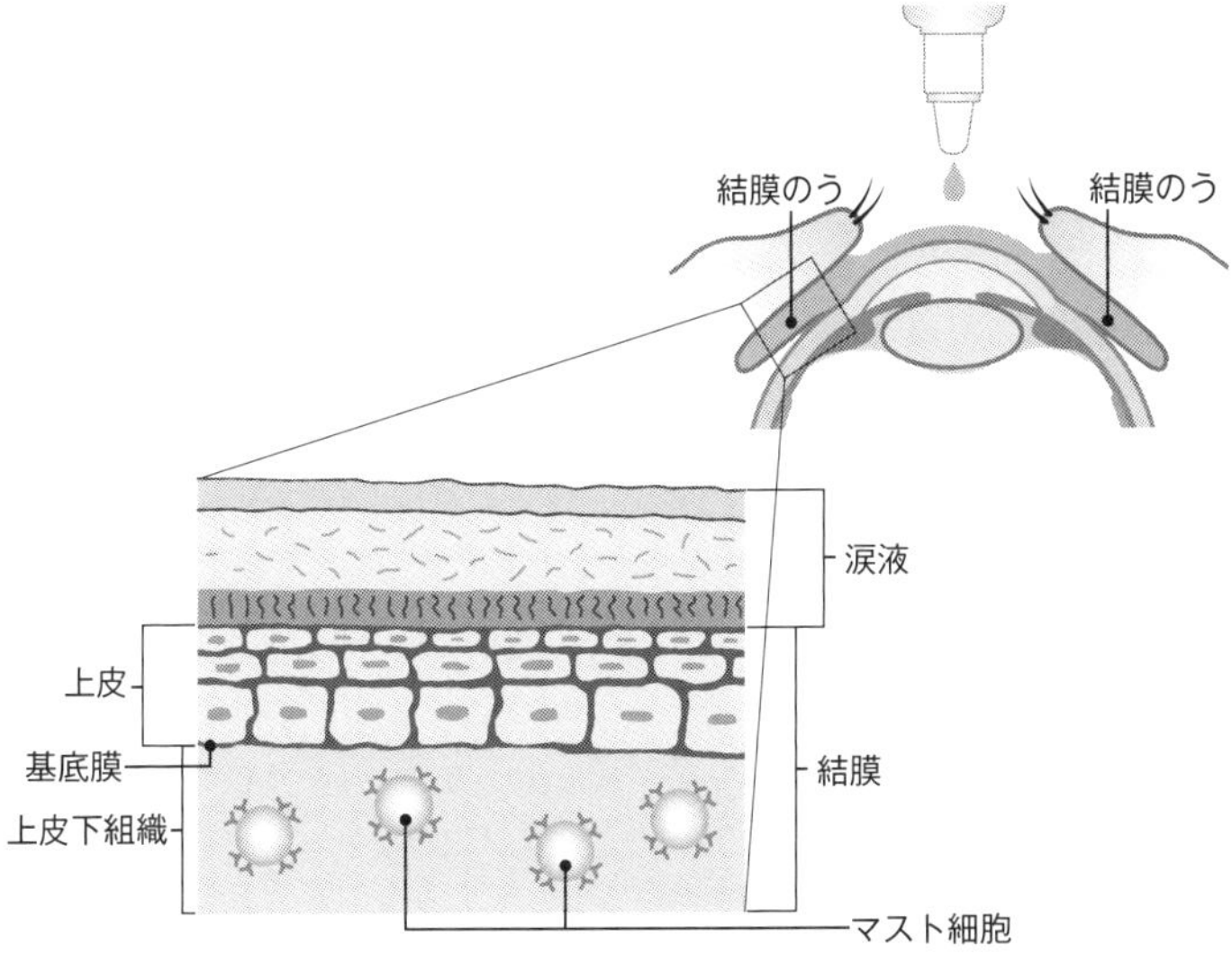

目薬をさしたらのどの奥で苦い味がした経験は多くの人にあるのではないかと思います。これは目から口腔まで、涙点→涙小管→涙のう→鼻涙管→鼻腔→口腔内と1本の管でつながっているために起こります。目薬をたくさんさすと余分なものがのどへ入ってしまうのでは？と思われがちですが、点眼による安全性も試験されているので、特段の指示がなければ安心して点眼して大丈夫です。

目の花粉症で処方される点眼薬の種類

抗アレルギー点眼薬には大きく「かゆみ物質を出させない」作用があるものと、「今出ているかゆみを抑える」作用があるもの、およびこの2つの作用を併せもったものの3種類があります。

〈抗アレルギー点眼薬の種類〉

●「かゆみ物質を出させない」作用があるもの

↓ケミカルメディエーター遊離抑制点眼薬

●「今出ているかゆみを抑える」作用があるもの

↓抗ヒスタミン点眼薬

●両方の作用をもつもの

↓デュアルアクション点眼薬

・ケミカルメディエーター遊離抑制点眼薬

かゆみのもととなるヒスタミンを内部に抱きかかえているマスト細胞が、そのヒスタミンを放出しないように作用する薬です。マスト細胞の細胞膜を安定化させることで脱顆粒を防ぎ、ヒスタミンが出ていかないようにするのです。

すでに起こっているアレルギー反応にはすばやい効果は期待できませんが、これから起こるものに対してはある程度の抑制効果が期待できます。

・抗ヒスタミン点眼薬

マスト細胞から放出されてしまったヒスタミンが、結膜や目の血管にある「かゆみスイッチ」（H1受容体）に結合するのを防ぐように作用する薬です。ヒスタミンがスイッチにぱかっとはまってしまう前に、その受け皿を塞いでしまうのです。

比較的早く効果を発揮し、かゆみや充血などの花粉症の諸症状を改善します。

もともと花粉症の点眼薬は1990年代まではケミカルメディエーター遊離抑制点眼薬のみでしたが、これだけでは十分な症状の改善効果が得られませんでした。2000年代に抗ヒスタミン点眼薬が登場してから格段に症状の軽快が見られるようになり、患者さんの満足度も大きく向上しました。

・デュアルアクション点眼薬

2010年代に登場した新しいタイプで、2つの作用を併せもった点眼薬です。マスト細胞の脱顆粒を抑えるとともに、「かゆみスイッチ」にも薬効が届いてスイッチが入らないようにしてしまうというわけです。

現在、眼科で処方される花粉症の点眼薬の主流は、このデュアルアクションタイプとなっており、7~8割を占めると思われます。

これらが花粉症治療の柱となりますが、症状が強い場合にはステロイド点眼薬や抗ヒスタミン薬の内服薬が追加される場合もあります。

・ステロイド点眼薬

強い抗炎症作用をもつ副腎皮質ホルモン（ステロイド）が配合された点眼薬です。T細胞の活性も抑制するので炎症を抑える優れた効果がある半面、長期で使用すると緑内障の発生など副作用のリスクもあります。

・抗ヒスタミン薬の内服

まぶたが腫れるなど目の周辺の皮膚の炎症が強い場合や、目とともに鼻の症状が強い場合にも処方されることがありますが、内服薬は副作用もあります。

例えば、眠気が出る場合や一部の抗生物質（抗菌薬）は抗アレルギー薬と一緒に飲むと、心臓に負担をかけ不整脈を起こす恐れがあるなど、ほかの薬との飲み合わせが悪い場合があります。

また、ちょっと頭痛がする、風邪気味かもといって、市販の鎮痛解熱薬や風邪薬を抗アレルギー薬と一緒に飲んでしまうと、市販薬にも抗アレルギー作用のある成分が含まれており過剰摂取となるので眠気が強くなったり頭が重くなったりします。

こうしたことから昨今、鼻の症状にもステロイドの点鼻薬による局所療法がとられることが増えてきています。点鼻薬のステロイドは目とは違って鼻の粘膜の中で速やかに分解されるため、点眼薬ほどの長期使用による副作用リスクの心配は少ないとされています。

•免疫抑制点眼薬

目のアレルギー疾患のなかでも細胞が異常増殖してしまう増殖型では、かつては抗アレルギー点眼薬に、増殖や炎症を抑えるためのステロイド点眼薬を組み合わせるしか治療方法がなく、ステロイドによる副作用が問題になるうえ、予後も思わしくありませんでした。

しかし、10年ほど前から免疫抑制点眼薬という新しいメカニズムでT細胞を抑制できる点眼薬が登場し、治療成績が目覚ましく向上しました。短期間で劇的に症状が軽快することも多く、人生を変えるほどの効果がある薬という意味で「ライフチェンジングドラッグ」とも呼ばれています。

免疫抑制点眼薬はステロイドとは異なったメカニズムで免疫担当細胞の司令塔であるT

細胞の活性を低下させ、アレルギー反応を抑える作用があります。ステロイドを使わずに済むため眼圧上昇などの副作用の心配もありません。

免疫抑制点眼薬の適応は増殖型の重症例となります。花粉症のような非増殖型など、抗アレルギー薬の効果が期待できる場合は原則として用いられません。

かゆみをできるだけ起こさせない治療が理想

花粉症の患者さんは目にかゆみを感じていても、命に関わるわけではないからと、つい我慢しがちです。しかし、どうにも耐えられなくなってから眼科を受診しても、すぐにかゆみから解放されるわけではありません。アレルギー性結膜炎の場合、薬が効くまでにはタイムラグがあるのです。軽症でわずかなかゆみしかなかった人ならともかく、我慢し続けてどんどんかゆみが強くなってきたような人では、点眼を続けて症状が少しずつ治まり、小康状態が安定して持続するには２週間〜１カ月程度はかかります。

そうなると結局、点眼はしたものの、花粉の飛散時期が終わるまでかゆくてつらかったなあ、ということになってしまいます。点眼して一時的にかゆみが治まっても、薬効が切れればまたぶり返すので、患者さんにとっては「点眼しないよりはいいけど、スッキリしない」のです。これが花粉症の患者さんに毎シーズン繰り返されがちなパターンといえます。見方を変えれば、かゆくなってから受診するのでは抗アレルギー点眼薬の薬効が十分に発揮されにくいともいえます。

そこで私たちの研究グループは「どうすればそんな煩わしい、嫌な思いを毎年繰り返さずに済むか」という課題に取り組み、一つの結論に達しました。それは「かゆみが極力、起こらないようにすればよい」ということです。このように書くと「かゆみが起こらなければそのあともかゆくなりようがないのだから、そんなこと、当たり前じゃないか」と思う人も少なくないかと思います。しかし、実際の治療の場では、長らくこの発想がなかったのも事実です。つまり花粉症の目のかゆみに対し、「かゆくなってから、そのかゆみを抑える」のが治療である、との考え方が、今でも広く通用しているということです。

その、いわば治療の常識を覆すのが、かゆみを起こさせないようにするという新しい治療アプローチとなる「プロアクティブ点眼」なのです。

従来の治療では、目のかゆみは防げない

従来のかゆくなってから点眼する治療では、なぜかゆみのつらさを解消するには不十分なのか……。

それは、目のかゆみがひどくなってから眼科を受診するという患者さんの行動と、点眼の効果が本格的に表れるまでのタイムラグに原因があるからです。花粉のピーク時に点眼をしても、かゆくない状態になるにはタイミングとして遅いのです。

眼科へ行かず様子見している間にも、つい目をかいたりこすったりしていますから、目の過敏性が増しています。点眼薬をさして少し経てばかゆみは軽くなりますが、薬の作用が切れれば再び強いかゆみを感じます。

このようにして、かゆい→点眼→少しラクになる→ぶり返すの〝いたちごっこ〟になり、結局、シーズン中はずっとかゆかったということになってしまうというわけです。

「かゆくなってから点眼する」アプローチを専門的には「リアクティブ点眼」と呼んでい

ます。英語で「対応して」の意味を持つ接頭語の「リ」＋活動的であることを示す「アクティブ」、つまりアレルギー炎症が活発になってからそれに対応して点眼するというアプローチです。

しかしリアクティブ点眼では起こってしまったかゆみに都度対処することしかできません。そのため、かゆいタイミングはなくなりません。したがって、患者さんの花粉シーズン中のＱＯＬに向上が見られるはずもありません。

抗ヒスタミン点眼薬の有効成分は、かゆみを抑える優れた効果があるのに、「かゆくなってから目薬をさす」アプローチでは実質、一時しのぎとしてしか機能していないのはもったいないのです。薬の効果を最大限に引き出し、それによって患者さんが目のかゆみから解放されＱＯＬを高めるには、リアクティブ点眼では限界があるのです。

リアクティブ点眼で緑内障リスクの恐れも

「かゆくなってから目薬をさす」リアクティブ点眼の弱点は、かゆみを起こさせないという目的にそぐわないだけではありません。花粉シーズンのピーク時を中心に、かゆみが強まることをなかなか抑えられないことから、より作用の強いステロイド点眼薬に頼りがちとなることも憂慮すべき点です。

ステロイド点眼薬は即効性の面でも抗アレルギー点眼薬を上回るため、処方されると抗アレルギー点眼薬で抑えられそうな程度のかゆみにも、ステロイド点眼薬を使ってしまう傾向が見られます。

私の患者さんのなかにも、抗アレルギーとステロイド両方の点眼薬を処方すると、次に受診に来たとき、ステロイドだけ極端に減っていて、抗アレルギーはほとんど点眼していない、というケースがしばしばあります。処方時に、抗アレルギー点眼薬を優先して使い、それでもかゆい場合はステロイドを使ってくださいと話しているのですが、いざ使ってみるとステロイドのほうが即効性を感じやすいことから、ステロイドばかりになってしまう人が多いのです。

しかし、これは目にとって決して良くありません。ステロイドには継続使用により副作用が懸念されるからです。

ステロイド点眼薬で、特に注意しなければならないのが眼圧上昇のリスクです。

すべての患者さんではないものの、ステロイド点眼薬の使用によって成人の約3分の1、小児では研究データ上、全12例と母数は少ないものの全例で眼圧上昇がみられたと報告されていますので注意が必要です。このような患者さんを、ステロイドに反応しやすいという意味でステロイド・レスポンダーといいます。

眼圧の上昇は緑内障のリスクになります。緑内障は視神経が損傷して視野が狭くなる病気で、放っておくと高い確率で失明に至ります。日本人の中途失明の上位にある原因疾患です。

緑内障の原因は眼圧の上昇による視神経のダメージです。眼球の中には房水という水分が循環しており、内部の圧を調整しています。しかしなんらかの要因で房水がうまく排出されなくなると、眼球内にたまってしまいます。そうなると眼球はたまった房水により内側から押されるので、眼圧が高くなってしまうのです。

それにより、目の奥にある視神経が圧迫されて損傷し、数が減ってしまいます。部分的に見えにくくなり、進行するにつれてまったく見えない部分も出てきます。こうして次第に視野が狭まっていくのです。

したがって緑内障を起こさないためには眼圧を上げないことが重要です。

その点、副作用として眼圧上昇のリスクがあるステロイド点眼薬は、かゆみなどの症状が強い場合、使うほうが患者さんのメリットが大きいと判断されれば処方されますが、眼圧上昇という副作用があるため、使わずに済むのであればそれに越したことはありません。

研究データが示しているとおり、特に幼い子どもは注意が必要です。年齢が若いほどステロイドに強く反応し眼圧が高くなりやすいことが分かっているからです。子どもは目の細胞が大人のように完成されていない未分化の状態なので、目のバリアも十分でなく、薬剤の影響を強く受けやすいのです。

大人であっても子どもであっても、ステロイド点眼薬を使う場合は定期的に眼圧を測り、上昇していないかをチェックすることが大事ですが、子どもの場合、目の検査を嫌がるために眼圧の測定もスムーズにいかないことが多々あります。

そうした点でも、子どもにステロイド点眼薬を処方することには慎重であるべきです。

そのためには、いかに重症化させず、ステロイド点眼薬を使わずに効果的な治療をして症状の改善にもち込めるかが大きなポイントとなります。

「かゆみを起こさせない」を目的とした、新しい治療

花粉症で目がかゆくなってからそれに対して点眼するリアクティブ点眼では、かゆいタイミングはなくなりません。そのために強いステロイド薬を多用してしまう傾向が見られ、眼圧上昇による緑内障リスクも心配されます。

これらがもし、すべて解決したらどんなにラクで、かつ安心できることかと思われます。花粉症の患者さんは毎年、症状が起こり一定期間薬を使う必要があることは分かっているのですから、できるだけ高い効果が得られ、かつ安全性の高い治療が受けられれば、得られるメリットは計り知れません。

そんな〝いいことずくめ〟といえる治療法が「プロアクティブ点眼」なのです。

プロは英語で「前」、アクティブは「活動的」ですから、炎症が活発になる前に点眼をする、という意味になります。「かゆくなってから目薬をさす」リアクティブ点眼とは反対の「かゆくなる前に目薬をさす」治療法ということです。

この治療はアレルギー反応の仕組みの面から実に理にかなった方法といえます。

アレルギー反応は自覚症状が出ていなくても、体の中で起こっています。スギ花粉症を例に挙げれば、まだ誰も花粉のことで騒いだりしない冬の初めでもスギ花粉はわずかながら飛んでいますし、それが目に入ったら自覚症状がなくても体の中では「敵がきた！」と、免疫が反応し、戦いをしかけています。まだ量や頻度が少ないので症状は出ていませんが、着々と戦いの準備がされています。本格的なシーズンになり、大量の花粉が入って免疫反応が強くなり、目のかゆみが自覚されたときには、すでに目の中は免疫と花粉（のもつ抗原）とが大合戦状態で、火の海になっているといっても言い過ぎではないのです。

そうなってしまってから、火消しにかかろうとしても至難の業です。なにしろぼうぼうと燃え盛っている状態なので、鎮火するには大量の消火剤（＝薬）が必要になります。ぼや程度であれば使う必要のない強力な消火剤（＝ステロイド点眼薬など）も、場合によっては投入しなければならなくなります。

それで火の勢いが弱まったとしても、完全に消し止めることはできません。免疫は常に臨戦態勢の布陣で、ぶすぶすとくすぶっています。そして次にまた大量の花粉が入ってくればたちまち戦闘再開、わっと再燃し、また消火活動をする、といった繰り返しで、気がつけば長期戦になってしまうのは花粉症に限らず、アレルギー疾患によくある経過パターンです。

こうした戦況を有利にもっていき征圧するのに有効なのがプロアクティブ点眼なのです。

プロアクティブ点眼の特徴は大きく2つあります。

一つは「先手必勝」です。花粉が入り込んでもまだかゆくないからといって、何も手を打たないのは危険です。そのあと花粉はどんどん侵入し、本格的なかゆみとなってからでは時すでに遅しです。

そうならないため、いつ、手を打つのかの見極めが重要です。その判断基準を「強いかゆみ」にしていると、後手に回ってしまいます。

そうではなくて、毎年同じ時期にかゆみが出るのであれば、その2週間前から「かゆみがなくても」、用法用量どおりに抗アレルギー薬の点眼を始めるのがプロアクティブ点眼の肝なのです。

毎年起きるスギ花粉の飛散の先手を打つ戦略が奏効するのです。

もう一つは「継続は力なり」です。

従来の治療でも点眼をすれば一時、症状は緩和されます。薬の作用によって炎症の勢いがややしぼむのでかゆみも小康状態になります。しかし、かゆみが感じられなくなっても目の中の炎症がなくなったわけではありません。ぶすぶすとくすぶり続け、一触即発の状態なのです。

戦いの一般的なセオリーとして、相手が弱っているときにダメ押しをするのは勝利の鉄則といえます。なのに「かゆくなくなったから大丈夫」と攻撃の手を緩めてしまう、つまり点眼を忘れてしまったりすると、花粉に反撃のスキを与えることになってしまいます。

花粉症の症状の強さは決して一定ではなく、日ごとの花粉の飛散量や気温、風の強さや向きなどさまざまな要素に左右されます。その日出かける場所や、外出する時間帯など自身の行動にもよりますし、体調によってもつらさは違ってくるものです。「今日は調子がいいな」「今日は最悪」などと波があるのが普通です。

でも、だからといってかゆくない日に炎症は起きていないのかといえばそうではありません。自覚するに至るほど強くないだけで炎症はあります。それなのに、あんまりかゆくないからいいや、と点眼をしないでいると、あとになって倍返し！といわんばかりのつらさに見舞われたりするのです。

図表13　リアクティブ点眼とプロアクティブ点眼の違い

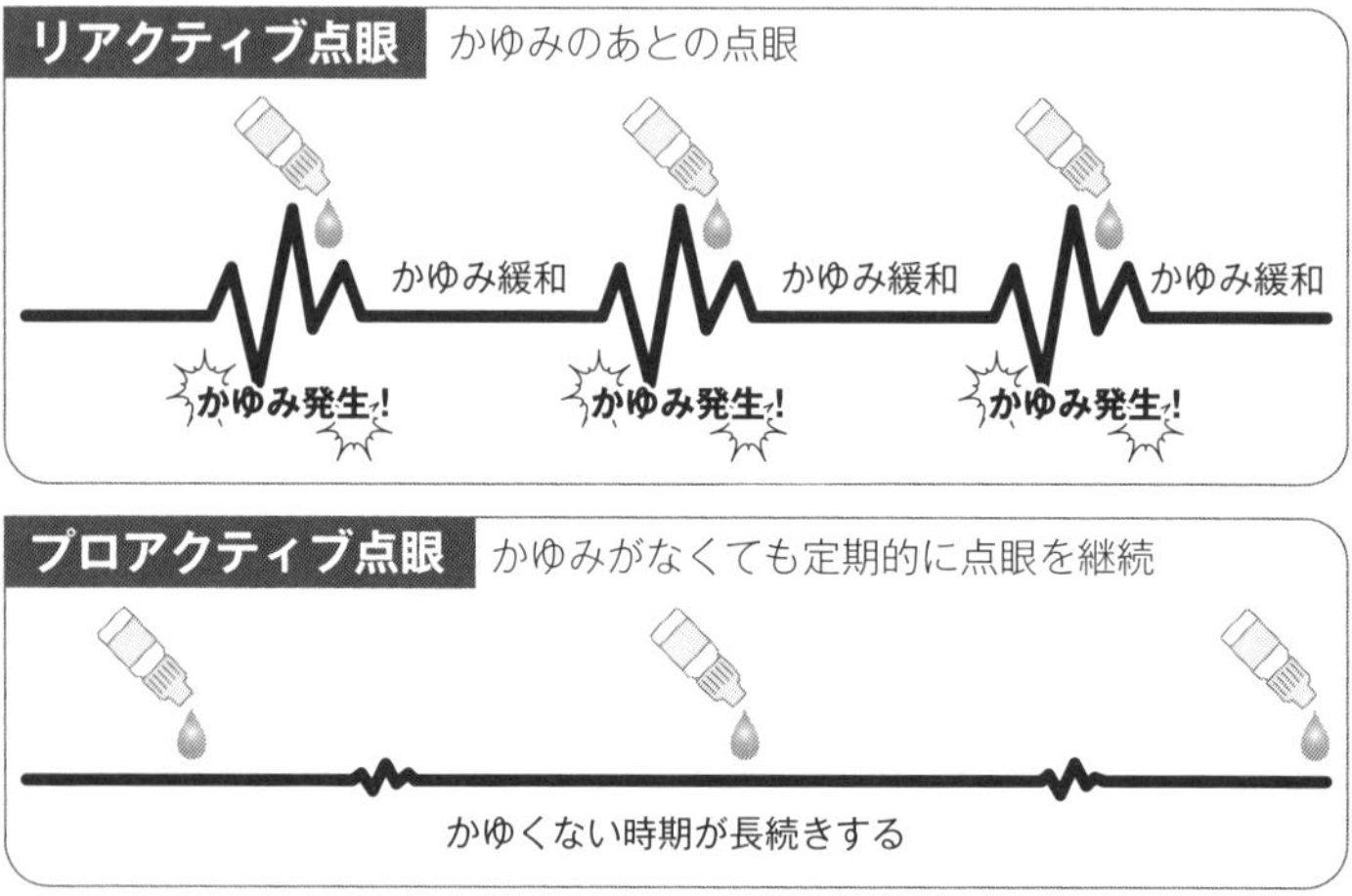

　こうしたことから、炎症を再び勢いづかせることなく、速やかに収束させるには、症状がないときでも、用法用量どおりに継続して点眼することがとても大切であることが分かると思います。

〈ここがポイント〉

　花粉症の目のかゆみに最も有効な治療アプローチ＝プロアクティブ点眼とは、「かゆくなる前から、かゆくないときも継続して、抗アレルギー薬を点眼すること」です。

　特別な器具などを使うわけでもなく、難しいテクニックも必要とせず、ただ点眼のタイミングを変えるだけです。これでつらいかゆみを起こさせずに済む効果が得られるとともに、かゆみが起こったとしても軽くて済むのですから、しない手はありません。

このうち「先手必勝」の部分は初期療法と呼ばれており、すでに数年前から広まりつつあります。本書では、初期療法も含めて「かゆくなる前から、かゆくないときも継続して点眼する」治療アプローチを「プロアクティブ点眼」と定義しています。

プロアクティブ点眼のメカニズム

プロアクティブ点眼をすることにより、目の中で薬の作用が発揮され、かゆみ征圧に働くメカニズムには、大きく3つのメカニズムがあるといえます。

〈プロアクティブ療法　3つのメカニズム〉

1. 目で起こっているわずかな炎症を抑える
2. マスト細胞を活性化させない

3．かゆみスイッチ（H1受容体）を減らす

1．目で起こっているわずかな炎症を抑える

花粉は本格的な飛散シーズンの前から少しずつ飛散しており、目のアレルギー反応もその頃から実はすでに始まっています。いざシーズンに入ると飛散も本格化し、かゆみなどの症状も強まりますが、その度合いはシーズン前のわずかな炎症がどのくらい起きているかによって変わってきます。

ごく簡単にいえば、ピーク時に起こっている症状の強さは、①ピーク前に目に起こっている炎症の強さと、②ピーク時に起こった炎症の強さが累積して表れた結果、なのです。

このうち②は花粉の飛散量が多いため、アレルギー反応による炎症の強さも相当なものとなり、コントロールしようにもなかなか一筋縄ではいきません。しかし、①で起こる炎症はいってみれば「くすぶり」程度なので、強い薬を使わなくても比較的容易に抑えることができます。そうして①の炎症の程度がぐっと弱まれば、シーズンのピークがきても①＋②の強さが減りますから、ピーク時の症状をラクにすることが可能、というわけです。

プロアクティブ点眼は、この①のごく初期のうちから点眼をスタートさせる治療法です

から、目に起こっているわずかな炎症にも効果的です。これによってピークがきたときも、かゆみなどの症状の程度を軽くすることができるのです。

この、くすぶりに例えられるような①のごく初期に起こっている炎症の程度は、自覚症状を起こさせるまでには至らないほど小さいものです。専門的には「最小持続炎症（MPI：Minimal Persistent Inflammation）」といいます。これといった自覚症状に乏しいため、見逃してしまいがちになりますが、ここでいかに機を逃さず治療を開始できるかが、目のかゆみ征圧のカギを握ります。「チャンスの神様は前髪しかない」ではないですが、かゆみの兆しを先んじてうまくとらえ治療につなげられれば、そのシーズンはかゆみ克服という勝利に大きく歩を進めることができたといえます。

実際に私の患者さんでプロアクティブ点眼を始めた人からは、その前年と比べ、格段にピーク時のかゆみが減ったという声が相次いでいます。例年のつらさを感じないままシーズンが過ぎ「今年はいつの間にか終わった」とびっくりしている人もいます。

2．マスト細胞を活性化させない

マスト細胞はかゆみのもとであるヒスタミンをたくさん抱えていて、花粉の侵入を通報するし表面のＩｇＥ抗体にスギ花粉抗原がつくことで活性化して脱顆粒し、細胞中のヒスタミンを放出します。それだけでなく、マスト細胞は各種のサイトカインを産生して他の炎症細胞を局所に引き寄せ、準備状態にさせます。サイトカインとは細胞から分泌されるタンパク質で、細胞と細胞との間で情報を伝達する役割を担います。

実はこのマスト細胞は、花粉シーズンが本格化する前の、まだかゆみなどの症状が出てこないうちから、少しだけ飛んでいる花粉に反応してウォーミングアップしており、シーズンインに備えています。これを専門的にはプライミングといいます。直訳すると「準備」となります。

このプライミングが十分されていると、いざ花粉の飛散が本格化するとすぐにマスト細胞は「それ！　出番だ！」といわんばかりに活性化し、その結果、わずかな花粉に反応して強いかゆみが表れやすくなります。アレルギー反応による炎症の度合いが、すぐにトップスピードに達するようなもので、シーズンが始まったばかりなのにかゆくて仕方がない、などというつらい状態も招きかねません。

さらに悪いことには、ひとたび強い炎症が起こってしまうと、マスト細胞がますます元気になってしまうのです。わずかな刺激でもヒスタミンをたくさん出すようになり、目以外の部位の炎症細胞も「応援」に集まります。強いかゆみが起こり、充血して腫れ、涙でぐずぐずになってしまったような目では、少しの花粉が侵入しただけでも集まった炎症細胞が総動員で猛攻をしかけますので、余計に炎症が強まり症状もひどくなってしまうという悪循環に陥ります。

裏を返せば、マスト細胞が準備不足、ウォーミングアップ不足の状態であれば、シーズンインして花粉量がピークに達しても、そう大暴れできません。よって症状を抑えるには、シーズンインする前からマスト細胞の活性化を抑えておくようにし、プライミング、つまり準備をさせないことが肝要です。

プロアクティブ点眼なら、それができるのです。

抗アレルギー点眼薬には、このマスト細胞の活性化を抑える作用があります。メカニズムとしては、中のヒスタミンが外へ出ていかないよう、マスト細胞の外を覆う膜を安定化させる、というものです。

プロアクティブ点眼は、症状が出ていないときや軽いときでも、継続して点眼をする治療法ですから、マスト細胞がおとなしくしているときにも確実に薬の作用を届け、膜を安定化させます。これによって、マスト細胞に準備をさせないようにできますから、シーズンインして花粉の飛散が多くなっても、マスト細胞が活性化しにくくなります。活性化が抑えられれば、かゆみのもとであるヒスタミンが出ていきにくくなりますから、ピーク時であっても強いかゆみが起こりにくくなる、ということです。

　ピーク時にそんなにかゆくなければ、ピーク以外の時期はもっとかゆくない、ということですから、シーズンを通してラクになります。シーズンインしてもかゆくない時期を引き延ばすことができるのです。

　また、マスト細胞は、かゆくて目をかくことでも活性化しますが、それもシーズン前からプロアクティブ点眼をすれば、かゆみそのものを抑えることができるので、かくことで症状を悪化させる心配も少なくなると思います。

　プロアクティブ点眼を始めた人からは「いつものように、今年もくるぞ、くるぞ……と覚悟していたのに、肩透かしだった」などの声を聞きます。抗アレルギー点眼薬を継続して使うことにより、いつもはピーク時に暴れまくってしまうマスト細胞を、うまくなだめ落ち着かせることができた成功例といえると思います。

3．かゆみスイッチ（Ｈ1受容体）を減らす

かゆみを感じるメカニズムについていえば、かゆみスイッチは神経細胞の表面についていて、ここにヒスタミンがはまるとスイッチＯＮとなり、かゆみのシグナルが脳に伝わって「かゆい！」と感じます。と同時に、実はかゆみスイッチのついている細胞自体も刺激されます。スイッチＯＮの状態になることで「このスイッチには需要がある」と判断し、もっとスイッチをつくらねば！と細胞の核に信号が送られるのです。

それを受け、核のＤＮＡからスイッチ用のタンパク質がつくられ、新しいスイッチが出来上がり、細胞の表面にひゅっと出てきます。つまり、かゆみスイッチがたくさんＯＮになるほど、スイッチの総数も増えてしまう、ということなのです。スイッチが増えるほど、脳にかゆみを伝える経路も増えてしまうわけですからたまったものではありません。かゆくてかゆくてどうにもならない、という状態になりやすいというわけです。

最近では薬の開発が進み、２０００年代に入ってからこのスイッチを減らす作用をもった抗アレルギー点眼薬が登場しています。抗アレルギー薬には現在、スイッチを減らす作用があるタイプと、ないタイプとがあります。

図表14　かゆみを感じるとき体の中で何が起こっているか

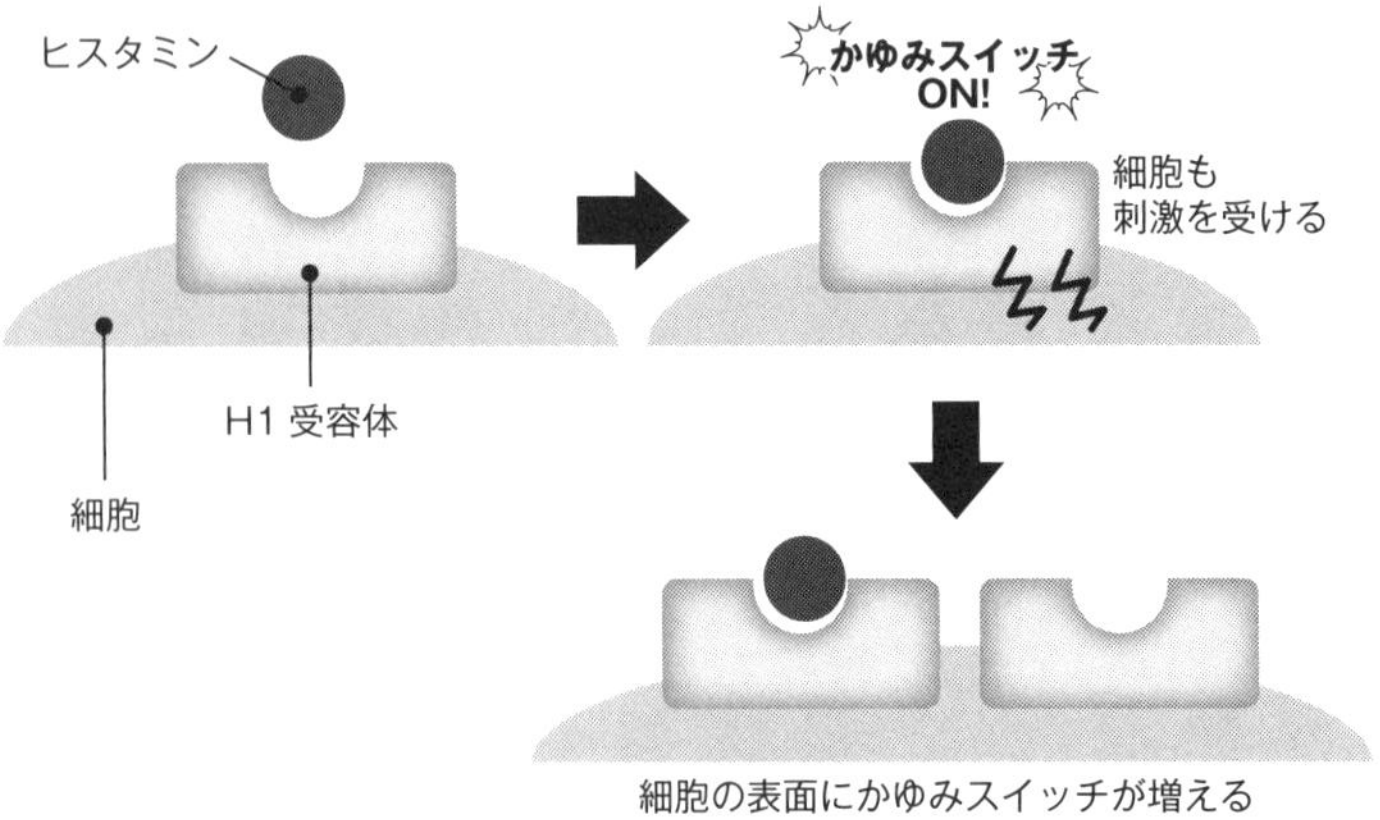

スイッチを減らすタイプは、スイッチにふたをしてヒスタミンがはまらないようにする作用に加え、スイッチを増やすよう細胞に送られる信号もブロックする作用があります。これに対し減らす作用のないタイプは、スイッチにヒスタミンがはまらないようにする作用のみで、スイッチを増やす信号のブロックはできません。

　プロアクティブ点眼では、前者のスイッチを減らすタイプの抗アレルギー点眼薬を使用することにより、より効果的になると考えられます。ヒスタミンが放出されたとしても、脳にかゆみを伝えるスイッチが少なくなるので、かゆみを感じにくくなるということです。これはとても画期的なメカニズムといえます。

かゆみスイッチは血管にも存在し、そこでは充血やむくみを起こすスイッチとして作用します。スイッチを減らす作用のある抗アレルギー点眼薬をプロアクティブ点眼すれば、目の血管にあるスイッチにも作用しますので、これらの諸症状を抑えるのにも有効です。

スイッチを減らす作用のことを専門的には「インバースアゴニスト活性」といいます。アゴニストとは、ヒスタミンのように特定の受け皿にはまって刺激を伝え、細胞に対して受け皿を増やすよう働きかける化学物質の総称です。

インバースとは英語で「逆、反対」を意味しますので、ここでは受け皿を増やす働きにあらがう作用、と言い換えることができます。

かゆい期間も、かゆみの強さも減らせる!

実際に、プロアクティブ点眼をすることで患者さんが得られる治療効果は大きく3つ挙げられます。

1. かゆくなり始めるのを遅らせる
2. かゆみのピークを抑える
3. ステロイドの使用を減らせる

1. かゆくなり始めるのを遅らせる

何事も最初が肝心といいます。花粉症対策もまったく同じです。プロアクティブ点眼のアプローチのなかでも先行して実際の眼科治療の場で広まりつつある初期療法は、アレルギー反応による炎症をくすぶり状態のうちから抑えるため、くすぶりが火事になるのを防いだり、発症を遅くしたりするのに有効です。つまり、目がかゆくなり始めるのを遅らせることができるということです。

プロアクティブ点眼による治療でかゆくなり始める時期を遅らせる効果が得られることは２０１３～２０１４年に私たちの研究グループで検証し、明らかにしています。

これは全国の13施設の２１８人の患者さんを対象にした研究で、患者さんをスギ花粉の本格飛散が始まった日以降に治療を開始する群（従来の治療法群）とスギ花粉の本格飛散が始まる３週間前から治療を開始する群（初期療法群＝プロアクティブ点眼群）とに分け、同じ点眼薬で治療をしました。そしてどちらの群も、シーズン中とシーズン後にそれぞれ、他覚症状として結膜の状態を検査するとともに、自覚症状についてアンケートを取って集計・比較しました。ここでも調査にはアレルギー性結膜疾患ＱＯＬ調査票（ＪＡＣＱＬＱ）を用いています。

結膜の充血の状態についていえば従来の治療法群は花粉の本格飛散のタイミングでスコア１・５以上という、顕微鏡で見なくても明らかに充血していると分かるレベルの状態で症状が強く出て、治療開始後に徐々に弱まっています。一方、初期療法群の充血は点眼の当初、目視ではほとんど気にならない程度のスコア０・５程度でシーズン終わりにかけてやや進んだものの、ほぼ変わらない状態で推移し、従来の治療群に比べるとシーズンを通して軽度に抑えられています。

自覚症状としてのかゆみについても、従来の治療法群では治療開始時にはすでに強めのかゆみを感じている状態で、治療を開始してから徐々にスコアが落ちていくものの、治療開始後4週までは初期療法を受けた群よりもかゆみの程度は強いといえます。これに対し、初期療法群ではシーズン終わりにかけてやや上がるもののほぼ一定で、治療開始後4週まではかゆみの自覚はほとんどない、ほぼスコア1で推移し、かゆみはあってもごくわずかといえます。シーズンのピーク時でも、かゆみの程度は初期療法を受けた群のほうが小さくて済み、シーズン中ほとんど、強いかゆみを感じることなく過ごすことができたと考えられます。

初期療法を受けた群は花粉の飛散が始まってからもかゆみを自覚せず、1カ月程度経ってからわずかにかゆみを自覚するのです。

つまり、「かゆくなり始めるのを遅らせることができる」効果があるのです。今まで2月から発症して3月にかゆみのピークに見舞われていた人が、本格飛散の前、症状があるかないかのときから治療を始めれば、発症を3月まで引き延ばせて、しかもあまりかゆい思いをしなくて済むというイメージです。

この1カ月の差は多忙な現代人にとってとても大きいと思います。時間はお金では買えませんが、治療法を変えれば有意義に使えて〝トクする〟ことができるのです。

2. かゆみのピークを抑える

プロアクティブ点眼を実施した群のほうが、リアクティブ点眼群よりもかゆみの程度は軽かったというスコアが出ていますが、症状がラクなときは、統計学的な有意差はついていませんでした。

しかし、注目すべきなのは症状がひどいときのスコアです。プロアクティブ群のほうが、リアクティブ群よりも、かゆみの程度が統計学的な有意差をもって軽いことが明らかになったのです。つまり症状がひどいときのかゆみの程度は、この集計結果が誤差の範囲などではなく、統計学上、明らかにプロアクティブ点眼によって軽くなっていることを示しているのです。

症状がひどい時期にラクになる、というのは患者さんにとって大きな福音といえると思います。こんなときは何をしても焼け石に水と嘆く患者さんは多いものですが、この調査結果は、プロアクティブ点眼がそんなお手上げ状態を救う、新たな一手になることを明らかに示しています。仕事や勉強が手につかないとか、外出もままならないほどのつらさが軽減され、こうした行動の制限から解放されるほどになれば、患者さんはずいぶんと花粉シーズンが過ごしやすくなるはずです。

3．ステロイドの使用を減らせる

このように、プロアクティブ点眼をすることでシーズンのピーク時のかゆみが軽減されることが示されています。症状が強い人では特に、ピーク時には抗アレルギー点眼薬だけでは治まらず、強いステロイド点眼薬を使わざるを得ないことが多々ありますが、眼圧が上昇しやすいなどの見過ごせない副作用があります。したがって、できるだけステロイドを使わずに済めば、眼圧上昇の心配も不要で、しかもかゆみも緩和されるわけですから、患者さんにとっては一挙両得といえます。

それが、プロアクティブ点眼ならば実現する可能性がとても高いのです。つまり、強い

図表15　初期療法と通常治療との症状の経過の違い

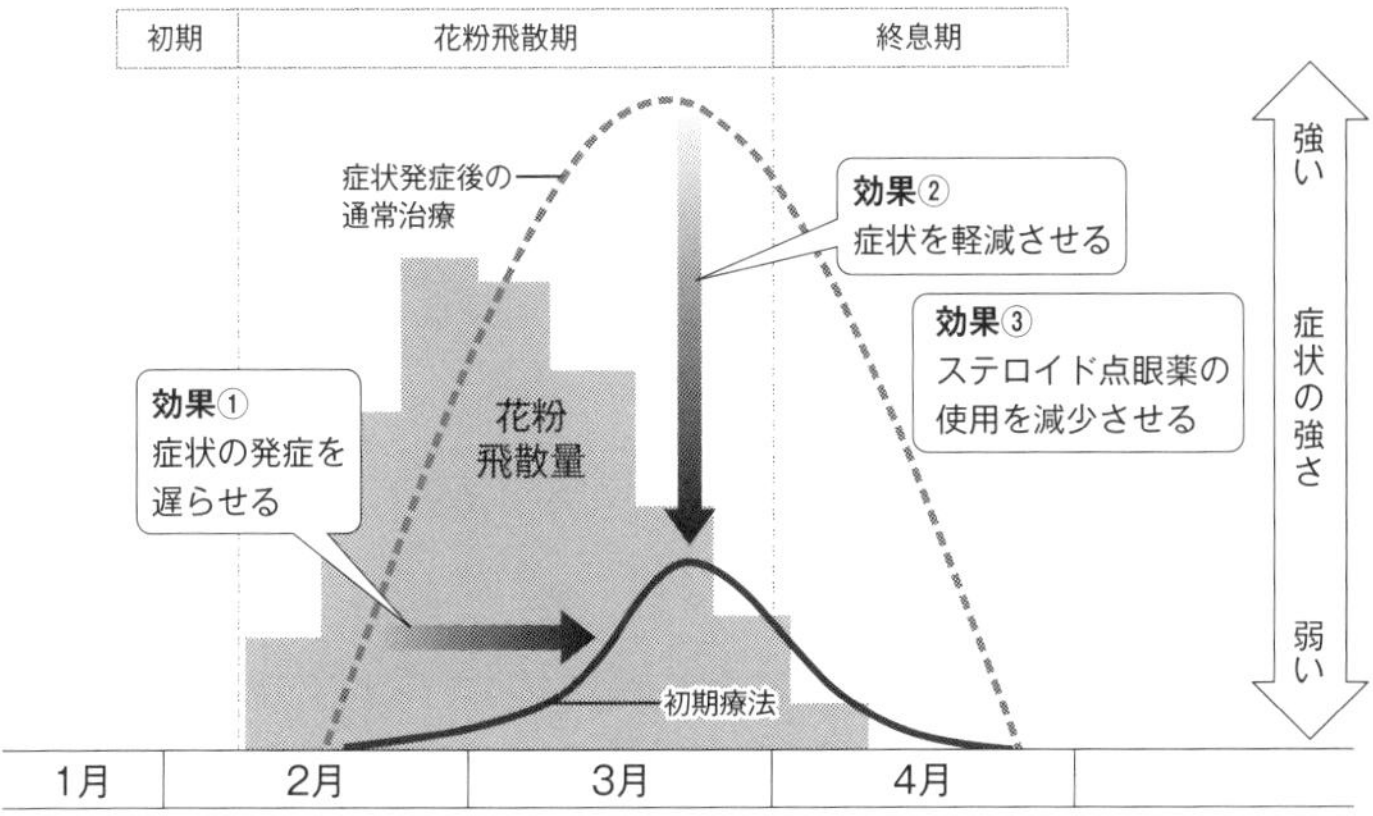

日本の眼科　90巻12号　2019年（日本眼科医会）を基に作成

薬を使わなくてはならないほどの重症化を、プロアクティブ点眼をすれば防げるということです。症状がほとんどないうちから治療を開始しますから、炎症がくすぶり状態のうちから抑え込むことが可能ですし、シーズン中も症状の有無や重さにかかわらず、継続して点眼していきますから、炎症が燃え盛って大火事になるスキを与えないのです。

　実際に、これまで長きにわたり、花粉の飛散がピークの時期にはステロイド点眼薬を使わなければかゆみを抑えられなかった患者さんが、プロアクティブ点眼をするようになったら、ステロイドはごく短い期間のみで済むようになったとか、まったく使わずにシーズンを乗り切ることができた、という症例を数多く見てきています。

初期療法を実施した場合と、症状発症後の通常治療をした場合の症状の経過には違いが見られます（図表15）。これは私のクリニックでの複数の治療例の平均的な経過をもとに作成した概念図ですので、誰もがこのとおりになるとはいえませんが、かゆみのピークを抑え、かゆくなり始めを遅らせることができるという点はほとんどの治療例に当てはまります。

つらい時期が短くなって、つらさの度合いも小さくなるため、強い薬を使わなくて済むのですから、プロアクティブ点眼は目のかゆみに悩まされている花粉症の患者さんにとって、とてもメリットの大きい治療法といえます。

かゆみに先手を打ってQOLを上げる

プロアクティブ点眼をすれば、かゆくなり始める時期が遅くなり、かゆみの強さも軽くできるのですから、かゆみに悩まされることが少なくなります。それはＱＯＬの向上に直結するといっていいと思います。

２０１９年、私たちの研究グループはスギ花粉症で目のかゆみの症状があり、眼科で抗ヒスタミン点眼薬を処方された患者さん１００８人のうちプロアクティブ点眼をした患者群と、従来のリアクティブ点眼をした患者群それぞれに、目のかゆみによってどの程度生活に支障があるかアンケートを取り、結果を集計・比較しました。項目の設定にあたってはＯ目のアレルギー症状によるＱＯＬを数値化するＪＡＣＱＬＱを参照し、「勉強、仕事、家事の支障」「疲労」「倦怠感」「イライラ」の4項目について調査をしています。

「症状がなし」と答えた人の割合は、どの項目もプロアクティブ点眼群のほうが、リアクティブ点眼群よりも2倍以上の差をつけて多いことが分かりました。「症状がなし」と「症状が軽い」を合わせた人数の割合も、すべての項目でプロアクティブ点眼群では70%前後もいるのに対し、リアクティブ点眼群では40%程度しかいないことも判明し、大きな差がついていたのです。

4項目のＱＯＬを平均したスコア、合計したスコアでも、プロアクティブ点眼群のＱＯＬのほうが明らかに良好で、特に、あらかじめ決めた用法どおりに点眼を続けることによって大きな改善効果が期待できることも分かりました。この傾向は睡眠に関しても同じといえます。ほとんどの項目で、リアクティブ点眼群よりもプロアクティブ点眼群のほうが、睡眠中の状態が改善されたという調査結果が出ています。特に夜中に無意識のうちに目をこすってしまうことと、朝起きたときの不快感は、該当する患者さんの数が統計学的に有意に少ないことも分かっており、効果があるのです。

花粉症の目のかゆみに悩まされている人なら誰もが花粉シーズンをもっとラクに過ごしたいと思うはずです。プロアクティブ点眼はそんな切実な願いに応える有効な治療法であることが学術的に証明されているのです。

私のクリニックでは、プロアクティブ点眼が目のかゆみの軽減に効果的であるとの論文発表後から、この療法を患者さんに勧めています。プロアクティブ点眼を受けた患者さんのほぼ全員が、次のシーズンも花粉の飛散が本格化する前に来院し、プロアクティブ療法を受けています。スギ花粉症のシーズンにあたる3～4月は、多くの企業や学校で年度末から年度始めを迎え忙しい時期ですが、シーズン中のつらさが軽減されて仕事や学業の成績が上がった、生活のストレスがなくなったといった声を聞きます。

私の知人の税理士は職業柄3月が繁忙期で、これまでは目のかゆみがひどく目の前の仕事が片付かないことが大きなストレスでしたが、プロアクティブ療法を始めてからは「ちょっとかゆいかな」程度で、仕事への集中力がそがれることがなくなったといいます。

花粉症歴30年で、私が長年診ている患者さんは、専業主婦ということもあり家に閉じこもりがちでしたが、予防のつもりでプロアクティブ点眼を続けるようになって、春の天気の良い日の外出も不安が軽減し、メイクもファッションも楽しめて友達の誘いにも喜んで応じられるようになったそうです。夜もぐっすり眠れて日中の疲れやすさが解消し、家族も安心しているとのことでした。プロアクティブ点眼がＱＯＬの改善にもつながっているのです。またこの時期は、プロアクティブ点眼とともに、サングラスや帽子でセルフケアすることも非常に大切です。

使い続けることで効果が薄れることは？

プロアクティブ点眼ではシーズン中に目のかゆみが軽くなったとしても休んだりやめた

りせずに決められた用法で点眼を継続します。そのため「同じ薬を長期間使い続けると、効きが悪くなっていくのでは？」と気にする人もいるかと思います。

診療の場でも、そのうち効かなくなってきてどんどん強い薬に切り替えなければならなくなったり使える薬がなくなったりしませんか？と患者さんから聞かれることがあります。

確かに薬のなかには耐性といって、使い続けているうちに菌やウイルスがその薬に対して抵抗力をもつようになってしまうものがあります。薬に屈しないよう、自身の遺伝子を変化させたりして生き残りを図るのです。

しかし花粉症で使われる抗アレルギー点眼薬の場合、まず耐性ができることはないと考えられています。おそらく多くの人が毎年花粉症のシーズンになると、これまでと同じ種類の抗アレルギー点眼薬を処方されているのではないかと思います。1年のうち数カ月間、毎日点眼していても、そのために効かなくなってしまうというケースはほとんど聞いたことがありません。かゆみスイッチを減らす効果があるので点眼し続けたほうが効果が高いといえます。

もし「どうも最近、効きが悪くなったような気がする」と思っても耐性のせいではなく、たまたま体調が悪かったからということはあります。また、かゆみが減ったので点眼し忘れたなど、薬を適切に使用できていなかったといったことも多いようです。

飲み薬と比べれば点眼薬は症状が軽くなるとつい忘れてしまいがちになる傾向があるといえます。自分では点眼しているつもりでも実はしていなかった、ということが起こりやすいのです。それでかゆみがぶり返したりすることはよくあります。

自己判断で「今日はラクそうだから目薬はささなくてもいいや」などと点眼を控えたりやめたりしてしまっては、プロアクティブ点眼のメリットは得られません。耐性のことは心配せず、コンスタントに点眼を続けることが肝要です。

プロアクティブ点眼の副作用は？

どんなに効果の高い治療法でも体へ大きな負担がかかったり、思わぬ合併症が出るなどの重い副作用があったりしては、そうそう簡単に受けるわけにはいかなくなります。どんな病気の治療にもいえることですが、薬も含め、すべての治療法には病気が治る、症状が改善するなどのメリットとともにデメリットも存在します。例えば手術ならメスで傷がつき、感染のリスクが生じるなどです。薬にも症状を緩和する一方、種類によっては眠くなる、胃が荒れやすくなるなどの好ましくない反応が出る場合があるのはすでによく知られています。医師はこうしたメリットとデメリットの両方を考慮し、患者さんにとってメリットのほうが上回ると判断される場合に治療として行ったり、薬の処方をしたりします。

プロアクティブ点眼で抗アレルギー点眼薬を早い時期から継続して使うことで、何か見過ごせないデメリットが生じる可能性もあります。ある種の抗アレルギー点眼薬は長期の使用によって薬剤過敏症を引き起こしてまぶたの皮膚が荒れてしまうことがあります。

また、薬の成分ではなく、添加物である防腐剤が目に悪い作用を及ぼす恐れがあります。抗アレルギー点眼薬の場合も、防腐剤が添加されているものは、長期間の使用で目にあまりよくない作用を及ぼす可能性があります。

抗アレルギー点眼薬によるプロアクティブ点眼をする場合は、薬剤過敏症を起こさない種類で、特に防腐剤の入っていない抗アレルギー薬を使用するとよいです。その点を注意すれば、非常に安全な治療法なのです。

歯磨き感覚で、点眼の習慣化を

生活習慣病という言葉があるくらい、普段の生活ぶりが健康に及ぼす影響は決して小さくはありません。暴飲暴食を続ければ肥満になり、動脈硬化や糖尿病などの慢性疾患のリスクを上げることはよく知られていますし、ここ数年のコロナ禍でも日常的な手洗いや消毒が予防に役立つと周知されました。

裏を返せば生活習慣を見直すことで、予防や症状の軽減につながる病気も数多くあるということです。

代表例ともいえるのがむし歯ではないかと思います。むし歯はここ30～40年を見ると減少の一途をたどり、特に子どものむし歯は大幅に減りました。ここには歯磨き習慣の変化が大きく関わっているといわれています。

昔は歯磨きといえば夜、寝る前に欠かさずするものとの認識が一般的でした。しかしそれでは日中に食べたものによるむし歯を防げないとのことで、毎食後に磨くことが推奨されるようになり、学校での教育やコマーシャルなどを通じて盛んに啓発されました。オフィスワーカーの間では口臭予防などのエチケットとしても定着し、いまや昼休みに歯磨きするのはごく普通のことと認識されています。

歯磨きの目的について考えてみると当たり前のことですが、歯磨きは、歯が痛くなってからするものではありません。キレイにしておけばむし歯になりにくくなるから磨くのです。それが習慣化した結果、むし歯が全国的に減ったのです。

花粉症の目のかゆみにも実はまったく同じ理論を当てはめることができます。つまり、点眼を習慣化すればかゆみが減らせるのです。それも劇的にといっても言い過ぎではありません。

歯磨きはまた、顔を洗ったり髪を整えたりといった身支度の一つとして定着した感があります。一日のなかで「必ずやるべきこと」として、何も考えなくとも体が勝手に動くくらいルーティン化されている行動だと思います。よほど忙しかったり、いつもと違う環境だったりしない限り、「あっ、うっかり忘れちゃった」なんてことにはならないはずです。

花粉症の点眼も歯磨きと同じような位置づけになれば、目のかゆみはぐっとラクになります。今、悩まされている人は、自分がいつも目にする場所、手に取りやすい場所に点眼薬を置いたり、点眼する時間になったらアラームが鳴るよう時計をセットしたりして習慣化することが大切です。

プロアクティブ点眼にいきついた経緯

プロアクティブ療法に先駆けて眼科医の間で効果があると広まってきた初期療法ですが、なぜ効果があるのかは、実はよく分かっていませんでした。しかし15年ほどかけて目のアレルギーの仕組みや薬のメカニズムの解明が進み、花粉症は自覚症状がないうちから炎症が始まっていることや、かいてしまうと余計に炎症が起こりやすくなるのでかかないうちから治療を始めるほうがよい経過が得られることなどが分かってきました。そうしたことから、早い時期に治療をスタートさせることで炎症を先回りして抑えることが、そのシーズンを通して症状を抑えることにつながることが明らかになってきたのです。インバースアゴニスト活性のある抗ヒスタミン薬が登場し、かゆみスイッチを減らせるので早い時期から治療をすれば花粉が多い時期にも症状が出にくくなると分かったことも初期療法普及の追い風となりました。

それならシーズン初めだけでなく、シーズン中のかゆくないときもコンスタントに点眼をすることが炎症を先回りして抑えることになるのではないかというのがプロアクティブ療法の発想です。かゆくないときでも炎症はくすぶり程度にはあり、ピーク時に花粉の大量飛散といういわば燃料投下によって、燃え上がるのを今か今かと待ち構えているようなものですからそこで定期的に消火活動をしておけば、いざ燃料が運ばれてきても大火事にならずに済むだろう、という考え方です。

私の研究グループではこれを仮説として、実際に患者さんの協力を得て臨床試験を行い、プロアクティブ療法のほうが従来のかゆくなってから点眼するリアクティブ療法よりも症状改善に優れ、ステロイド点眼薬を使わずに済むケースが増えることや、QOLも向上するなど患者さんにとって大きな利益をもたらすことを確認しました。こうして、プロアクティブ療法が花粉症の目の症状に対し、効果の高い治療アプローチであることが立証されたのです。

医師の私も自分で効果を実感したプロアクティブ療法

実は私自身もスギ花粉症患者の一人です。発症は今から10年ほど前のことで、それまでは、アレルギーとはまったく無縁でした。自覚症状が何もないのはもちろん、血液検査をしても何の抗原にも反応しないので、自分の研究室でアレルギーがない人の血液サンプルが必要な際、自身の血液を提供していたくらいです。

それがあるときから、まず鼻がぐずぐずとつまり始めました。そして目も何となくゴロゴロしてきたのですが、私はすっかり、自分にはアレルギーはないと思い込んでいたものですから、まさか花粉症とは思わず「ちょっと風邪気味かも」と周囲には言っていました。ところが、それまでと同じように研究でアレルギーがない人の血液サンプルとして私の血液を使った実験をしていたときのことです。途中で後輩から「先生、もしかしたらアレルギー反応を発症したのではないでしょうか」と指摘を受けました。血液中の好酸球からアレルギー反応が出たというのです。そのあと血液検査で、スギ花粉に対するアレルギーがあることが分かりました。

こうして私はアレルギーの研究中に自分のアレルギーを発見するというなんともユニークな経緯で、スギ花粉症になったことを知ったというわけです。

当時はまだ初期療法すらもされていない頃で、私も当時の標準的な治療法にのっとり、かゆくなるたびに抗アレルギー薬を点眼していました。しかしそれでは、花粉の飛散がピークになると効きが悪く、つらい思いをしました。

それが今から7、8年前に、症状がごく軽いうちから治療を始めると予後が良いといわれるようになりました。自分の研究室でも効果を確認したうえで、「そんなにいいならやってみよう」と、いわゆる初期療法を自身に試してみると、シーズンを通して症状が軽減できました。同じ頃、私の家族も花粉症になり、やはり症状がわずかしか出ていないときから抗アレルギー薬の点眼を始めた結果、ひどくならずにシーズンを乗り切れたのです。

このときには「かゆみスイッチ」を減らす、インバースアゴニスト活性のある点眼薬も登場していたので、出てしまったかゆみを抑えるだけでなく、かゆくならないようにする作用も得られました。つまり、花粉飛散のピーク時にも症状があまり出なかったのです。

これについては患者さんを対象にした臨床研究をしたところ、インバースアゴニスト活性のある点眼薬で初期療法を行うことの効果を証明することができ、２０１５年に論文を出したのです。

プロアクティブ点眼の考え方が生まれた背景にはこうした私自身の、初期療法の成功体験があります。

もちろん、プロアクティブ点眼も私自身、毎シーズン継続しています。春先に花粉症で大勢の方が受診に来ますが、そのうちで、私が花粉症であることに気づいている人はほとんどいないのではないかと思います。そのくらい自他覚とも症状が出ずに済んでいるのです。

1日2回でOKの点眼薬も登場

「薬のこと、すっかり忘れていた！」といった体験は飲み薬でもありがちです。花粉症の抗アレルギー点眼薬の場合、１日４回が標準的です。２０１９年に私たちの研究グループが実施したアンケートでは、「昼間の点眼を忘れてしまう」との回答が４割以上に及ぶことが分かりました。

朝夕に比べ昼は家の外にいる人も多く、昼休み後すぐに次の予定が入っているなどで点眼に気が回らない状況になりやすいからと推察されます。また、女性はお化粧の崩れを気にする場合もあるかもしれません。そして、特に子どもは学校などで集団生活をしている時間帯ですから、友達と遊んでいたりして薬のことなどすっかり忘れてしまいがちです。

プロアクティブ点眼は、かゆくてもかゆくなくても継続して点眼しなければなりませんから、忘れないようにすることが重要です。そのためには各人が忘れないように工夫することも大切ですが、当然ながら回数の少ないほうが忘れにくいので、製薬会社では１日の点眼回数が少なくて済む薬の開発を進めてきました。

２０１９年に登場したのが「１日２回で済む抗アレルギー点眼薬」です。一般名をエピナスチン塩酸塩といい、これまでにも花粉症をはじめとする抗アレルギー点眼薬に使われていた成分と同じで、濃度を高めたものになります。従来の１日４回から１日２回へと点眼回数を減らしても、同程度の効果と安全性が得られることが臨床試験で証明され、処方薬として認可されました。1日2回で効果の出る抗アレルギー点眼薬は、デュアルアクションのタイプとしては２０２３年時点で日本初となります。

この点眼薬は防腐剤フリーでもあり、長期にわたり継続使用しても防腐剤による悪影響を受けずに済みます。

1日に4回では忘れがちになっても、2回なら朝と夕方で済みますから、ルーティン化しやすく、生活習慣に取り入れやすいと思います。

実際に、1日2回製剤のほうが4回製剤よりも点眼を忘れにくく、症状の軽快やＱＯＬ向上に効果的であることが、スギ花粉症の患者さんを対象とした国内のアンケート研究で示されています。点眼を忘れにくいということは、定期的な点眼が継続しやすい、すなわちプロアクティブ点眼をしやすいと言い換えることができます。

1日2回で済む点眼薬の登場は、特に昼間に学校などにいて忘れがちな子どもにとって大きな朗報で、多くの子どもがプロアクティブ点眼をできるようになりました。花粉症の目のかゆみにより1日2回製剤を処方された12歳未満の子どもを対象とした調査で、全年齢平均して76％以上は忘れることなく継続した点眼ができているとのデータもあります。

この年代の子どもは保護者による点眼が多いことを考慮すると、保育施設や学校等で保護者と離れている時間帯の点眼が不要であることは大きなメリットといえると思います。

「初期療法を」と言えば、スムーズにプロアクティブ点眼が受けられる

プロアクティブ点眼はここ最近できた言葉であり、2023年時点ではまだ眼科医の間でも広く知れわたっているとはいいがたいのが現状です。積極的に取り組んでいる医師は2〜3割程度といったところかと思います。もしかしたら、近くの眼科へ行って「プロアクティブ点眼をしたい」と言っても、すぐには通じないということがあるかと思います。

しかし、広義でプロアクティブ点眼に含まれる、症状がごく軽いうちから治療を開始する「初期療法」はここ数年の間に学会でも取り上げられるようになり、眼科専門医であれば知っているといっていい状態にあると思います。したがって、プロアクティブ点眼を希望する場合はまず、シーズン前に受診し、「初期療法をしたい」と伝えるのが最もスムーズと考えら

れます。早めに受診し、早めに抗アレルギー点眼薬を処方してもらうこと、これさえできればあとは、用法に従い1日4回から2回を続けることでプロアクティブ点眼になります。

初期療法も、もともとアレルギー性鼻炎の有効な治療アプローチとして名称が知られていたものを、眼科領域でも有効であると認められるようになって定着していった言葉です。患者さんからも「早めに受け始めたらかゆみがラクになった」という評価が増え、それが普及への後押しになりました。プロアクティブ点眼もぜひ、花粉症の目のかゆみに悩んでいる一人でも多くの人に実行してもらい、得られた効果実感を私たちに教えてほしいと願っています。医療の質を上げるのは、薬や機械などの医療技術の発展だけではありません。実際に治療を受ける患者さんの声が、大きく貢献しているのです。

点眼管理は専用のアプリが便利

点眼忘れをなくすため、アプリを使った方法があります。

ここ数年で、ダイエットアプリや禁煙アプリに代表されるような、ヘルスケア関連のスマホアプリが数えきれないほど登場しています。皆さんのスマホにも、何かしら1つくらいは入っているのではないかと思います。1日の歩数をカウントしてくれたり、食事の記録をつけてカロリーや栄養素の計算までしてくれたりと、スマホがなかった時代に比べてぐんと健康管理がしやすくなったと思います。

また、スマホは常に持って歩いていますから、必要なときその場で操作できるのも良い点です。家に帰ってから記録をつけよう、なんて思っているとそのまま忘れてしまうことも多いものですが、スマホにはそれが少なく、何か取り組むときにもその分、三日坊主になりにくいといえます。

こうした特徴はまさに、毎日コンスタントに点眼を継続するプロアクティブ点眼にとってもうってつけ、と私が考案したのが、2022年にリリースされたスマホアプリ「かゆみダス」誕生のきっかけです。実はその数年前、禁煙アプリを開発した大学の後輩と話す機会があり、「スマホアプリは患者さんの行動を変化させて良い生活習慣を定着させるのにとても役立つ」と聞き、感動したのです。スマホはだいたい一日中持っているものだし、ピッとお知らせがきたら、誰でも見るものです。そこに、「〇〇してください」と書いてあったらやらなきゃ、と思い出すことができます。だから私は点眼行動を習慣化するアプリをつくって点眼忘れを減らしたいと思ったのです。

数年がかりでメーカーと協議し、私が医学面での監修に関わることになりリリースに至ったのが「かゆみダス」です。点眼のタイミングを知らせるアラーム機能や症状が記録できる日記機能など、抗アレルギー点眼薬を毎日習慣化できるよう工夫がされており、実際に使った人からも好評の声をもらっています。無料でダウンロードでき、医療機関受診の有無や点眼薬の使用に関係なく誰でも利用できます。

〈かゆみダスの主な機能〉

・点眼忘れを防止　お薬アラーム

プロアクティブ点眼はかゆくなくても毎日忘れずにさすことがポイントです。かゆみダスにあらかじめ薬を登録しておくことで、点眼する時間になったら通知してくれる機能があります。点眼だけでなく、通院予定も登録・通知ができるようになっています。

私のクリニックの患者さんでかゆみダスを使っている人にアンケートをとると、使用前と比べ「症状の軽い日でも点眼できた」との回答が72％以上に上りました。必要に迫られないと忘れてしまいがちであっても、事前に知らせてくれれば多くの人がきちんと行動につなげられることをこの数字は示しています。スマホはそうした習慣づけに非常に適したデバイスといえると思います。２０２３年９月に帝京大学医学部の三村達哉准教授と共同で、論文として発表し、11月に医学ジャーナル（International Journal of Medical Informatics Volume 179）に掲載されました。

・症状の推移を把握　アレルギー日記

日々の体調を簡単に記録できる機能です。治療を受けている場合、症状の強さなどをグラフ化することもできるなど、眼科を受診するときにも、医師に画面を見せるだけで経過を伝えやすい工夫もされています。日々の記録があれば、薬でどのくらい症状が軽くなったかも把握しやすいので、今後の治療の見通しも立てやすくなります。

・地域ごとの「目のかゆみ注意報」を配信

花粉症の症状にはその日の花粉の飛散量だけではなく、天気や気温、風などの気象状況も影響します。このアプリでは、日本気象協会の協力も得て、１月から地域ごとの春の花粉症対策シーズン終了まで毎日予測される気象状況から、花粉飛散量だけでは分からない目の症状の注意レベルとアドバイスを知らせます。注意報といっても花粉症の発症を予報するものではなく、あくまで気象情報をもとにリスク度合いを情報提供するものですが、いつから治療を開始すればよいか判断するうえで参考になると思います。地域は複数登録することができます。

春の花粉症シーズン終了後～秋までは時期ごとにどんな抗原が多いかなどの情報や翌シーズンの花粉飛散予測を知らせます。

第4章

頻繁に点眼するからこそ正しい目薬を選択する！花粉症患者が知っておくべき目薬の知識

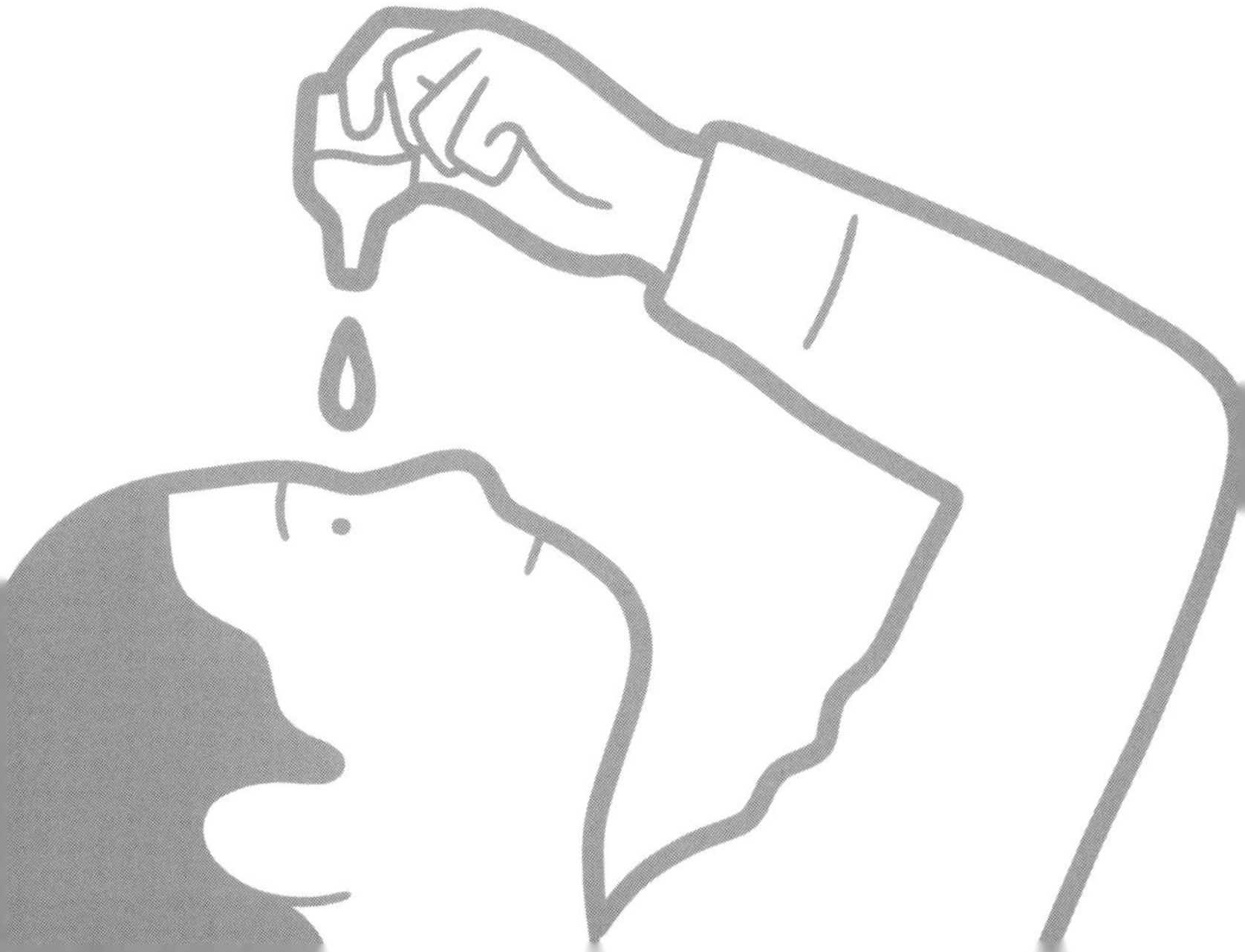

継続的な点眼で心配される防腐剤の影響

現在、市販薬も含めほとんどの点眼薬には防腐剤が添加されています。その6割はベンザルコニウム塩化物（Benzalkonium Chloride）の成分です。以下、略称としてＢＡＣと表記します。

防腐剤は薬に菌が繁殖しないようにするなど、品質を保ち安全に使えるようにする目的で添加されます。ＢＡＣは安価でありながら防菌効果が高いので、多くの製剤に使われています。

体への影響を考えた場合、ＢＡＣは短期間かつ一度に大量に取り込むようなことがなければ、そう懸念されるほどではありませんが、長期にわたりＢＡＣ入りの点眼薬を使い続けると、目に障害が起こる恐れのあることが指摘されているので注意が必要です。

主なものに、角膜上皮障害があります。これは黒目（＝角膜）が傷ついたり、部分的に剥がれてしまったりするトラブルです。角膜は目に入った光が最初に通過する、カメラでいえばレンズの役割を果たすので、傷がつくと当然、見え方に支障が出ます。重症化すると視力が低下してしまう恐れもあります。また、角膜は人体の中で最も知覚神経が密集しているために、傷つくと非常に痛みを感じやすいのです。

角膜上皮障害は菌による感染症をはじめ、さまざまな原因で起こります。その一つとして、ＢＡＣ入りの点眼薬の長期使用も影響するのです。このことはすでに１９９０年代から、人の角膜や結膜の培養細胞を用いた試験管実験で数多くの報告があるとともに、実際の治療の場でも、緑内障のため複数の点眼薬を長期使用していた患者さんが角膜上皮障害を起こし、ＢＡＣの入っていない緑内障点眼薬に替えたところ症状が軽快したことから、ＢＡＣの角膜上皮障害への関与が示唆されるなど複数の症例が学会などで報告されています。

すべての人が、ＢＡＣ入りの点眼薬で必ず角膜の障害を起こしてしまうわけではありません。さらにどのくらいの期間で起こるのかも一概にはいえませんが、使用期間が長いほどリスクが高くなるといわれています。品質保持のために使われているＢＡＣは角膜にとっては害になりうる成分なのです。

薬剤がコンタクトレンズを変形させる

ＢＡＣ入りの点眼薬にはもう一つ重大なデメリットがあります。それはソフトコンタクトレンズをしたまま点眼した場合、薬剤が吸着してレンズが変形するなどのリスクがあることです。

一般にソフトコンタクトレンズは多孔性といい、表面に目には見えない小さな空気の通り道がたくさんあります。コンタクトレンズをしたまま目薬をさすと、薬の成分がそこから吸収されてレンズに吸着しとどまってしまうのです。さしずめ、レンズが成分の貯蔵庫のようになってしまい、じわじわと目に悪影響を与えてしまったり、レンズを劣化させてしまったりする恐れがあります。

ＢＡＣは特にこの作用が強いことで知られています。レンズが変形するリスクがあるほか、レンズと接している目の表面の角膜も成分によって傷つけられる可能性があり、角膜上皮障害を引き起こすもとになってしまうのです。

これまでに、コンタクトレンズを使用している人のなかには眼科や薬局で「目薬をさすときにはレンズを外すように」と言われたことがある、という人もいると思います。それはこうしたBACによるレンズの変形、劣化を避けるとともに、目へのリスクも考慮しての指示なのです。

インバースアゴニストはかゆみスイッチを減らせる

したがって、特に花粉症のように1～数カ月の間、毎日のように点眼を継続する場合は、BACの入っていないものを選ぶのが賢明です。かつてはBAC入りしかありませんでしたが、その害が指摘されるようになってから製剤改良が進められ、約6年前にBACフリーでしかもインバースアゴニスト活性のある抗アレルギー点眼薬が登場しました。

眼科専門医として30年以上、アレルギー治療の歴史とともに歩んできた私から見ても、時代を変えるといっても過言ではないくらいの薬です。

この薬こそがプロアクティブ点眼の方法により、「かゆみスイッチ」、専門用語でいえばＨ１受容体を減らせる、今のところ唯一の点眼薬です。

Ｈ１受容体は神経細胞の表面に出ている物質で、マスト細胞から放出されるヒスタミンがそこにぱかっとはまることで、かゆみの刺激が脳へ伝わり「かゆい！」と感じます。この受容体がなければかゆみが起こりませんので、私は自分の患者さんには「かゆみスイッチ」と言っています。そのＨ１受容体を減らす働きがインバースアゴニスト作用です。

スイッチを減らすとは、より正確にいえば、新たなかゆみスイッチがつくられにくくする働きがあるということです。かゆみスイッチは神経細胞の表面に出たり中に入ったり、古いものがなくなり新しいものがつくられたりして、その数はいつも一定というわけではありません。そして、花粉症がひどくなりアレルギー反応が盛んになれば、スイッチもたくさんつくられてしまいます。

つまり、インバースアゴニスト活性のある抗アレルギー薬は新たなスイッチがつくられにくくするので、結果的に細胞表面に出ているスイッチの総数が減る、ということなのです。

かゆみスイッチが減れば、かゆみの感覚を脳に送る信号が伝わる経路も少なくなり、かゆみを感じにくくなりますから、患者さんはとてもラクになるはずです。

プロアクティブ点眼を行う眼科医院では、ほぼすべてのところでＢＡＣフリーの点眼薬が処方されます。初期のうちから、かゆくないときにも継続して点眼するのですから、目にはできる限り安全性の高いものである必要があります。その点、ＢＡＣフリーのタイプはハッチアウトを起こしにくくし、かつＢＡＣによる目への悪影響もなくすことができるので、眼科での治療に適しているのです。

長年、アレルギー性結膜炎の治療と研究に携わってきた立場から、花粉症のように、２～３カ月、人によってはそれ以上の長期にわたり点眼を継続する場合は、よりシビアな目で安全性の高さにこだわるべきだと考えます。

その点、ＢＡＣフリーの抗アレルギー点眼薬は子どもから高齢者まで、長期間使用しても安心であり、かつ花粉症のつらい目のかゆみを抑える優れた作用がたくさんあるのですから、選ばない手はありません。プロアクティブ点眼をするなら、なおさらです。

ソフトコンタクトレンズの上からでもさせる

ＢＡＣフリーの抗アレルギー点眼薬は、ソフトコンタクトレンズの上からでも使えるというメリットもあります。

かつてはコンタクトレンズを装用している花粉症の人には、点眼治療を行ううえでのリスクを避けるため、医師は「点眼の際はコンタクトレンズを外してください」といわざるを得ませんでした。ＢＡＣ入りの点眼薬をさすと、レンズにＢＡＣが沈着してしまい、レンズ変形のもとになるからです。

しかし患者さんにとって、毎年花粉飛散の時期がくるたび、コンタクトレンズを外して眼鏡の生活をしなくてはならないのはとても不便なことです。それが煩わしくて点眼をしなくなってしまい、かゆみが改善しないままシーズンをやり過ごすようなケースも、ＢＡＣ入りの抗アレルギー薬しかなかった頃には多く見られました。

しかしＢＡＣフリーの点眼薬には、そのような生活上の制限は必要ありません。診療の場で「この目薬はコンタクトレンズの上からでもさせます」と説明すると、患者さんにはとても喜ばれます。花粉のシーズンが来てもわざわざその時期だけ眼鏡に替えることも、点眼のたびにコンタクトレンズを外すことも不要、というのは患者さんにとってとてもラクですから、点眼も続けやすくなります。それまで点眼がおろそかになりがちだったので、症状になかなか改善が見られなかったケースも改善に導くことができるのですから、ＢＡＣフリーがもたらす恩恵はとても大きいといえます。ただ、花粉の飛散が多いときは花粉を目に入れないことが非常に大切ですので、コンタクトレンズをしていても外出時には花粉防止眼鏡や、眼鏡とツバのある帽子などで花粉を目に入れない工夫は必要です。

上手な眼科のかかり方

　ＢＡＣフリーは多くのメリットがあります。しかし、インバースアゴニスト活性があり、抗アレルギー点眼薬でＢＡＣフリーのものは、今のところ市販薬にはなく、眼科での処方薬のみにとどまっています。したがって、この本を読んでプロアクティブ点眼をしたい！

と思ったらまず眼科を受診してほしいと思います。自己流で市販薬を使ってやろうとしても、インバースアゴニスト活性がなかったらかゆみスイッチを減らす作用は期待できずにプロアクティブ点眼の効果は完全ではなく、そのうえＢＡＣが入っていたら長期使用による目への障害リスクもあります。薬剤の成分そのものが目に合わない可能性もありますので、必ず眼科の診察を受けるべきです。

ただし注意点があります。実は医療機関を受診してもＢＡＣ入りの抗アレルギー点眼薬が処方される可能性があるのです。というのも、ＢＡＣフリーの点眼薬は最近登場した薬であり、それまではＢＡＣ入りしかなかったため、眼科医院でもそれしか選択肢がありませんでした。ＢＡＣフリーが登場してからも、ほかの科のみならず眼科でも昔からあるＢＡＣ入りのほうを、医師が処方し慣れているため優先的に使う場合もあります。

しかし公的保険で認められている薬でも、近年になって体に及ぼす悪影響が明らかになってきた以上、私は自分の患者さんに処方するのは控えます。みなさんも、プロアクティブ点眼をするなら、処方薬を「医師が出してくれたのだから間違いないだろう」とそのままもらってきてしまうのではなく、「これは防腐剤なしの点眼薬ですか」と医師に質問し確認するのが賢明です。特に子どもがドライアイを併発している場合は、ＢＡＣフリーの点眼を処方してもらえるよう自ら申し出てください。または受診時にＢＡＣフリーの点眼薬を希望する旨、前もって伝えればより確実です。

医師にもの言うのははばかられる、と気後れする人もなかにはいると思います。日本では、医師の言うことはおとなしく聞くべきだといった風潮が根強いように感じています。医師に対して、患者さんはあまり自分の希望を伝えたり、質問すら遠慮してしまったりするようなところがあるようです。

けれど薬を使うのは患者さん自身ですから、処方された薬について医師に確認したり、希望を伝えたりすることは、まったく失礼にあたるようなことではありません。ＢＡＣフリーの点眼薬希望であることをはっきり伝えることが、自分の目を守ることにつながります。

近年は、成分や添加物の有無、安全性などに対する世間の関心も高まってきています。食品にしても添加物や原材料の生産地、製造元などに敏感な人が増えてきている実感があります。薬も同じように体内に入るものですから、できるだけ安全性の高いものを選びたいとの思いをもつのはごく自然です。

眼科領域には日本眼科学会が定めた専門医制度があり、指定のトレーニングと試験をクリアした医師だけが認定される眼科専門医が全国に約１万人います。眼科専門医であればＢＡＣのデメリットは必ず知っていますから、対応もスムーズなはずです。ＢＡＣフリーの点眼薬を処方されたら、かゆくないときにも継続してさすのがプロアクティブ点眼の考え方です。

しかし現状、専門医でもまだプロアクティブ点眼という言葉を知らないか、知っていても実際の診療で積極的にやっていないという医師が多いのが実情です。正確な統計をとったわけではありませんが、私が講演活動などでアンケートをとると、実践しているのはだいたい３割前後というところが実感です。

ただ、プロアクティブ点眼の一つである「初期療法」は眼科診療では浸透してきており、もっと多くの医師がやっています。したがって、プロアクティブ点眼を希望したときに最もスムーズな方法は、まずかゆみが出るか出ないかの時点で眼科専門医を受診し「初期療法を受けたい」と言うことです。

もちろんその際「ＢＡＣフリーの抗アレルギー薬」を希望することを伝えることもポイントです。そうすれば１日４回ないし、近年新登場した１日２回のＢＡＣフリーの抗アレルギー薬を処方してもらえます。子どもをはじめ、１日４回の点眼を忘れず継続するのが難しい場合は1日2回のタイプのほうがライフスタイルに合わせやすいといえます。

でも、処方してもらったら安心してしまって、点眼がおろそかになってしまったら元も子もありません。処方された点眼薬は必ず、1日4回もしくは2回の決められた用法どおり、かゆくなくても点眼しなければプロアクティブ点眼にはならないからです。

なかには、処方の際「かゆいときに点眼してください」という医師や薬剤師もいるのが実情ですが、それでは意味がありません。抗アレルギー点眼薬はかゆみ止めの頓服薬ではなく、プロアクティブに点眼してこそ効果が十分に発揮されるものなのです。

ステロイド薬を処方されたら眼圧検査を

ここまでは抗アレルギー点眼薬の話がメインでしたが、それだけでは症状が治まらない重症の花粉症の場合は、ステロイド点眼薬も検討されます。ステロイド薬は、かゆみを抑える効果は確かに高いのですが副作用も強く、眼圧を上げて緑内障リスクを高めてしまうことが心配されます。

対策としては、そもそもステロイド点眼薬を使わない状態にもち込めるのがベストです。つまり、プロアクティブ点眼をしてかゆみをできるだけ起こさせないようにすることが望まれるということです。しかしそうはいってもこれまでに、すでに強い症状のためにステロイド薬を使っているという人も多いのではないかと思われます。

これまでにステロイド薬を使っている人で、眼圧を一度も測ったことがない、あるいはずいぶん前に測ったきりで、定期的な測定はしていないという人は、できるだけ早く眼科へ行き、眼圧検査を受けることを勧めます。眼圧が上がっても自覚症状はまずありませんので、知らず知らずのうちに異常値になっている恐れがあるからです。

眼圧上昇といっても、上がりやすさには個人差があります。強いステロイド薬を大量に、長期間使用するほどリスクは高くなりますが、仮に同じ条件でも眼圧が上がりやすい人、そうでもない人、急に上がる人、じわじわ上がる人などさまざまです。以前測って大丈夫だったから、と、その後何年も測らずにいると、いつの間にか上がっていて、緑内障リスク上昇のサインを見逃してしまうこともあるかと思います。

特に、子どもは大人に比べ眼圧が上がりやすいので注意が必要です。子どものステロイド点眼にはとりわけ慎重になるべきで、使用するのであれば眼科できちんと眼圧を測ってもらいながら使うことが求められます。

緑内障は、ひとたびかかると症状の進行を食い止める治療が中心となり、元の状態に戻すことはできません。眼圧上昇による緑内障の発症を避けるには、定期的に眼圧検査を受け、状態を知っておくことが大切です。

まして、「以前、処方してもらったものがまだ残っているから」と家にあるステロイド点眼薬を安易に使ってはいけません。かゆみを抑える作用が強いだけに、かゆくなるとすぐに使いたくなるものですが、必ず医師の指示に従うことが肝心です。

子どもがかゆがっているから、早くラクにしてあげたいから、と保護者の独断で使ってしまうのはもってのほかです。

とはいっても眼圧が高くなったらすぐ緑内障になってしまうわけではありません。ステロイドの強さや量を調節したり、使用を一時中止したりすれば、眼圧は正常値に戻ってきます。そのタイミングを見極めるためにも、定期的な眼圧検査は必要です。

耳鼻咽喉科や内科など、他科で花粉症の診察を受けた際に、目にも症状があるというと、鼻の薬と一緒に、点眼薬も処方されることがあります。もしその薬がステロイド点眼薬だったら注意が必要です。

鼻の症状が強いときに処方されるステロイド点鼻薬は鼻の粘膜で分解されるので眼圧上昇にはほとんど影響しないのですが、目の場合、ステロイドが作用して緑内障を発症させてしまう隅角という場所が結膜から近いため、眼圧上昇を引き起こしやすいのです。

他科で処方された点眼薬は使うべきではない、ということではありません。しかし点眼による目への影響は、眼科医でなければ適切な判断ができません。眼科へ行かずに目薬をもらえてラッキーとばかりに、処方されたステロイド点眼薬をただ使い続けるのではなく、シーズンの間に眼科へ行き、眼圧検査を受けるようにすることが大事です。

目を洗う専用の点眼薬が登場

花粉症のケアに有用な点眼薬としては、今のところ市販薬しかないものの、花粉を洗い流すための点眼薬「点眼型洗眼薬」が登場しています。花粉だけでなく、ホコリや小さな虫など目の表面についた異物を洗い流すための薬です。花粉は目の中に入り、抗原タンパクが溶け出して結膜に染み込んでマスト細胞と出合ってしまうとアレルギー反応が始まってしまいます。飛んできても目の表面にとどまっていて抗原タンパクが溶け出したり染み込んだりする前の段階なら、物理的に洗い流すことでアレルギー反応を起こさずに済みます。

厳密にいえば、あくまで洗眼用であり、有効成分を目の組織中に届かせる点眼とは別に分類されるものです。容器の形状が点眼薬と同じで、使い方も目薬と同じように薬液を目に入れるので、ここでは点眼型洗眼薬として紹介します。

近年、この分野で優れた機能をもつ点眼型洗眼薬が登場してきています。「洗う」と聞いてバシャバシャと大量の液体を、目にかけるようなイメージをもたれるかもしれませんが、この点眼型洗眼薬は、たった４滴さすだけで、花粉相当のビーズ（直径４０㎛）や、６滴の点眼でさらに小さい黄砂レベルのＰＭ２・５相当のビーズ（直径２・５㎛以下）を効果的に洗い流したという実験結果が得られています。これなら、ちょっと目のわきに流れたとしてもティッシュペーパーなどで拭う程度でよく、気になったらその場でさせばよいのでとても手軽で使いやすいと思います。目薬サイズなので携帯にも便利でコンタクトレンズやメイクをしたままでも使えるというのが大きな利点です。

私のクリニックの患者さんからも、この点眼型洗眼薬を使ってつらいかゆみが和らいでラクになったとの声をたくさん聞いています。かゆみが軽減すれば、ついこすったりして赤くなったり、涙目になったりという別の症状も防げるので、この洗眼薬を使うことでかゆみだけでなく、花粉症によるすべての症状が改善した、という臨床研究が報告されました。その臨床研究に参加したのですが、かゆいと言って受診した患者さんにこの点眼型洗眼薬を4滴点眼すると、たった15分後にかゆみも異物感も目ヤニも充血も改善したのを見て、非常に驚いた経験があります。洗うという物理的な処置ですが、花粉から溶け出した抗原タンパク、それまでの炎症により出てきた炎症性サイトカインなどを洗い流すことが効果的なのだと思います。

市販薬はあくまで急場しのぎに

花粉の飛散時期になると市販の目薬をワンシーズンに何本も使ってしのいでいる、という人も少なくないのではと思います。花粉症の患者さんを対象に、2007年に実施したアンケートでも、症状を抑えるためにどんな対策をとっているかという質問に対し、目のかゆみがある患者さんで最も多かった回答は「薬局で市販薬を買うこと」という結果が出ています。眼科を受診する時間がなかなかとれない人にとっては、近所のドラッグストアなどで手軽に入手できる市販薬は、使い勝手がよいと思います。

しかし、ほとんどの市販薬にはＢＡＣが入っており、長期間の使用は勧められません。一時的なかゆみや充血を抑える目的で使うなら、そう神経質になる必要はありませんが、花粉症の場合は1～数カ月にわたり毎日のように頻繁に目薬をさす、ということが多いので、防腐剤の目への影響も無視できなくなります。1日3、4回点眼し続けていたら、1カ月くらいで目にゴロゴロと違和感が出てきた、と受診するケースは少なからずあり、ＢＡＣの影響が疑われます。ＢＡＣだけでなく、目薬の成分自体が目に合わず、まぶたが腫れたりかゆみが出たりしてしまう、というケースもあります。

一般論としてですが、薬効成分も処方薬に比べると少ない印象です。少なくとも、プロアクティブ点眼の大きなメリットの一つである、かゆみスイッチを減らすよう作用するインバースアゴニスト活性のある点眼薬は２０２３年10月時点では市販薬にはありません。やはり花粉症を初期のうちから安全に治療していくには、処方薬がベストなのです。

市販薬を使ってはいけないということではないのですが、毎年決まった時期に強い症状が長期間出るのであれば、眼科を受診して自分の症状に合った薬を処方してもらうのが賢明です。受診の時間や手間を惜しむよりも、そのほうがかえって早く症状が改善し、苦しむ時間を長引かせずに済むことのほうが多いからです。

治療期間が長期になりやすい花粉症は特に、処方薬に分があります。受診に二の足を踏み市販薬で間に合わせようとしても、市販薬にはＢＡＣフリーもかゆみスイッチを減らす作用の高いものもありませんから、思うような効果が得られず、ずるずると症状を長引かせることになりかねません。そうなるとコスト面でも処方薬は公的保険でカバーされ、患者負担は1～3割で済むことを考えれば、市販薬に頼るのは結局、高くついてしまうのではないかと考えます。

短期であっても、もし市販薬を使って目の周りがかぶれるなどの、なんらかの異常が表れたら使用を中止し、眼科を受診する必要があります。

また、花粉症の人は清涼感の強い点眼薬にも少し注意するほうがいいと思います。というのも、花粉症の人はドライアイを併発しているケースが多く、その場合、清涼感の強い点眼薬は症状を強めてしまう恐れがあるのです。

ドライアイの患者さんは、角膜が乾燥により傷ついていることが多く、清涼感を起こす成分が刺激となってしまい、角膜の修復を遅らせてしまう危険性があります。また、スッキリするからといって何度も点眼してしまうことで、防腐剤の悪影響が出やすくなる懸念もあります。

目がかゆいときに、スーッとさせれば少しの間、やり過ごせるからと使っている人がいるかもしれませんが、それでかゆみが和らいだとしても一時的なもので、アレルギー反応が抑えられるわけではありません。もしスッキリさせたいのであれば点眼型洗眼薬などで花粉を洗い流すほうが効果的です。

自己流になりがちな点眼、思わぬトラブルも

どんなに効き目のある薬が登場しても、適切な使い方がされなければその効果は十分に得られません。そればかりか思いがけないデメリットにつながってしまうこともあります。

しかし、目薬は「ただ目にポトンと落とせばいいだけでしょ？」と軽く考えられがちな

ように思います。また、何事もそうかもしれませんが、慣れるとどんどん自分がラクなやり方をするようになります。顔を洗ったり、歯を磨いたりするのと同じで、目薬も自分なりの扱い方が習慣づいてしまい、あとになって「あれっ、ずっとやっていたけどNGだったの？」と驚くこともあります。良いと思ってやっていたことが逆効果だったら笑い話で済まない可能性もあるのです。

目薬の扱い方に関して、私が日ごろ診療の場でよく聞かれることや、患者さんが誤解しているかもしれないと思うことを挙げてみました。

□目の中にちゃんと入っているか不安なので、1回につき2、3滴はさす
□目に入らなかった点眼液は、もったいないので顔を傾けて目の中に流し込む
□目薬をさしたら、目によく入るようぱちぱちまばたきをする
□2種類以上の点眼薬を処方されたら、できるだけ間をおかずにさす
□目薬をすぐ取り出せるように、たとえ日の当たる場所でもとにかく目立つところに置いておく
□前年に処方されて、使いかけの点眼薬が余っていたら優先して使う

どれも一見、目薬をさすときにやりがちなことです。しかし実は、ここに挙げたものはすべてＮＧで、してはいけない行為なのです。

・1回の点眼量は1滴で十分

さした点眼薬が、目にたまる量はほぼ決まっており、約30μl（マイクロリットル）です。１mlの１０００分の１が１μlですから、本当にごくわずかな量です。

一方、点眼薬の1滴は40μlほどです。容器の口の構造により多少の違いはありますので、例えば2種類の点眼薬を同時に使い始め、同じ回数で点眼しても、どちらかが先に空になることはあり得ますが、極端に大きな差は出ません。

このことから、点眼薬は目に1滴入れば十分なのです。ちゃんと入っているか不安だからと、1回に2、3滴さす人がいますが、最初の1滴が入っていれば、あとからさした分は目からこぼれてしまい、無駄になってしまいます。ふちまでいっぱいに水が注がれたコップに、さらに水を注ぎ足すようなものだからです。

眼科医が処方する点眼薬は多くが５ml容器に入っています。１ml＝１０００μlなので、点眼1滴を40μlとすると、5mlの点眼瓶1本は5000÷40＝125、つまり125滴分ある計算になります。

1日2回両目に点眼する場合は、1日につき4滴使いますから125÷4≒31、1日4回両目に点眼する場合は1日につき8滴なので125÷8≒16となります。5mlの点眼薬を1日2回両目に点眼する場合は1カ月、1日4回両目に点眼する場合は、だいたい2週間分となります。

ただしこれは1回1滴を守った場合であり、1回につき2滴以上点眼すると、減りも早くなってしまいます。眼科で処方する際にも1回につき1滴を基準として、何本出すかを決めています。点眼は1回につき1滴が基本、と覚えておきます。

とはいえ、どうも目薬をさすのが下手で……と苦手意識のある人もいるかもしれません。コツとしては、少し顔を上に向け、目薬を持っていない手の人差し指で下まぶたをそっと下へひき、目薬を持つ手を反対の手に添えて安定させます。そうした状態でまず点眼瓶の先端が目の正面に来るように場所を調整します。次に視線だけを頭の方向を見るように変えて、点眼します。こうすれば怖い感覚もなく確実に点眼できます。目が小さいから点眼しにくい、というのは心理的なもので、下まぶたは目自体の大きさには影響されないので、誰でもこの方法で点眼できます。

また、誰にでもいえることですが、容器の先がまぶたやまつ毛に触れると不衛生となり、薬剤に異物が入って変質するもとになります。菌による感染症のリスクもありますので、容器の先は目から必ず離すことを勧めます。点眼の前に手をよく洗うことも大切です。

・目以外の場所に薬液がついたらすぐふき取る

うまくさせなかったり、多めに点眼したりして目の周囲にこぼれると、もったいないだけでなく、思わぬトラブルにつながることもあります。というのも、薬の成分により皮膚がかぶれてしまう場合があるからです。

特に目の周辺は皮膚が薄く、他の部位の皮膚に比べ薬剤などの影響を受けやすいことが考えられます。薬剤が皮膚に触れたら必ずかぶれてしまうわけではありませんので、あまり神経質になる必要はありませんが、もし薬剤が皮膚についたらすぐ、ティッシュペーパーで押さえるなど、皮膚に刺激を与えないようにしてふき取る必要があります。

なお、顔のほうに流れ出てしまった薬を、もったいないからといって顔を傾けたりして目の中に入れようとしてはいけません。皮膚についた薬液には、皮膚表面の皮脂や汗、またホコリなどの異物や雑菌などが混ざってしまい、目に入れて安全な状態ではなくなっている可能性があるので、そのままふき取りましょう。

・「まぶたを閉じて1分間」が薬を届かせるポイント

子どもの頃、目薬をさしたら目をぱちぱちさせて、と教わったことはないでしょうか。なんとなく、まばたきをすると目へ薬がスムーズに入っていきそうなイメージがあると思います。しかしこれは誤解で、まばたきをしても目へ薬を確実に入れる効果はありません。それどころか、まばたきにより、鼻のほうへ薬が流れていってしまいやすくなりますので染み込ませたい結膜に届きにくくなる可能性があります。

軽く目を閉じるだけならＯＫです。目から周囲の皮膚に流れるのを防ぐのに役立ちます。点眼直後は、まばたきはせずに軽く目を閉じ、約1分間そのままでいるとよいと思います。

点眼後に軽く目頭を押さえるのも効果的です。それにより目頭付近にある鼻へ通じる鼻涙管へ薬液が入ってしまうのを防ぐことができるからです。こうすることでより結膜に薬液を染み込ませることが可能になります。また、鼻涙管は口とつながっているので、通常は目薬をさしたらのどに流れていきます。わずかな量ならまず心配ありませんが、点眼薬は目の局所に効かせる設計となっていますので、体へ入れないに越したことはないということです。

・2種類以上の目薬は数分あけて

花粉症では症状が強い場合、抗アレルギー点眼薬とステロイド点眼薬の2種類が処方されることもあります。また、ステロイド薬は必要ない程度の症状でも、例えばドライアイがある場合は保湿を目的とした点眼薬が一緒に出されたりします。

複数の薬を立て続けに点眼すると、先に点眼したほうの薬液が結膜へ吸収される前にあとから点眼した薬液によって追い出されてしまう恐れがあります。と同時にあとから点眼した薬液も、先に点眼した薬液が結膜表面に残っていることで吸収を妨げられ、十分な量が届かない可能性があります。

点眼液は2〜3分で吸収されますので、その程度の間隔をあけて点眼するとよいと思います。

なお、通常の花粉症で処方されることはまずありませんが、目薬には軟膏タイプもあります。軟膏は、塗ってから成分が浸透し効果を発揮するまで点眼薬よりも時間がかかり、かつ効果が持続しますので、最後に塗布します。

一方、目の周りの皮膚がかぶれたりしてまぶたに塗るように処方された軟膏は、点眼の前に塗ることで点眼薬が染み込むのを防ぐことができるので、先に塗るといい場合があります。点眼や軟膏の塗る順番については医師によく確認することも必要です。

・保管上の注意

直射日光を避け、涼しいところに保管するのが原則です。薬によって冷蔵庫保管など特別な指定がある場合は医師や薬剤師から説明がありますのでそれに従う必要があります。

また、保管中に菌などの異物混入を起こさないよう、ふたは使用ごとにきっちり閉めて保管します。万が一、使っている点眼液に不純物が浮いているなどの異常が表れたら使用をやめるべきです。

どの薬にもいえることですが、幼児がいる家庭では誤飲を起こさないよう、手の届かない場所に保管しておくべきです。

・開封後は1カ月で使い切って

昨年花粉症のときに処方された目薬が余っていて、冷蔵庫に保管しているのですが使ってもいいですか？と聞かれることがあります。

目薬の外箱や容器に記載されている使用期限は未開封であることが条件です。ひとたび開封してしまうとぐっとその期間は短くなり、室温では約1カ月ですので、容器に記載の期限に惑わされないようにしてください。できれば、開封した日を点眼瓶に記入しておくなどして、忘れないようにしておくとよいと思います。

なお、開封後の使用期間は薬の種類によっても違ってきますので、医師や薬剤師の指示に従ってください。

余談ですが、プロアクティブ点眼をしている患者さんでも受診する時期が遅く、とうに花粉症が始まりしばらくしてから受診にくる人もいます。その理由を聞いてみると、昨年処方された抗アレルギー点眼薬が未開封のまま余っていたので、それをちゃんと症状が出るか出ないかのうちに点眼しています、ということもあります。未開封で使用期限内のものなら点眼してももちろん構いません。

目薬を嫌がる子どもへの、点眼のコツ

子どもに目薬をさすとき、嫌がって泣いたり頭を動かしてしまったりして手を焼く、ということはよくあると思います。子どもが泣いている最中には点眼しないほうがよいです。無理にさしても涙で流れてしまいます。

確実に点眼したいからと、目をかっと見開かせるよう指で上下のまぶたをひくようにする人が多いと思います。そうすると子どもはますます、何をされるか分からないといわんばかりに怖がり、抵抗するものです。

目薬を1滴さすだけで毎回のように大騒ぎ、というのではうんざりしてしまうものです。そのために目薬をささなくなってしまうというのでは治るものも治りません。

実は、目薬は直接目にささなくてもまぶたの裏にさせば点眼できるのです。

目薬をさすというと、目の中心にポトンと落とすようなイメージをもっている人も多いのではないかと思います。でも、目の中心に落とさなくても、薬はきちんと目の中へ入っ

ていくのです。

目薬はまぶたの内側から黒目の周りまでを覆っている結膜から浸透していきます。したがって、まぶたの裏にさせばよいのです。

下まぶたの裏は鏡を使わない限り自分で見ることはできません。つまり、下まぶたの裏に向ければ、点眼瓶の先端を見ることもありません。

子どもが目薬を嫌がるのは点眼瓶の先端部や、そこから薬が落ちてくるのが見えてしまうのが怖い、というのが大きな理由の一つです。大人でも、目に向かって何かが近づいてくればとっさに手をかざしたりして防御するものです。まして目薬のように至近距離に細い先端部が見えるのは、子どもであればなおのこと恐怖だと思います。

下まぶたへの点眼なら、先端が見えませんから怖さを和らげることができます。したがって、上まぶたを引っ張り見開かせようとする必要もありません。上のほうを見るように指示をして下まぶただけ軽く下へひき、下まぶたの結膜に向けて目薬をさせばいいのです。

もし、下まぶたを引っ張られることも嫌がったら、目ヤニをとって目頭を清潔にして、目を閉じた状態でいいので仰向けにさせ、清潔にした状態の目頭に薬を落とすようにします。その後すぐ指で少しだけ目を開ければ、薬がすっと目に入っていきます。保護者が膝枕をしてあげたり、両膝の間に子どもの頭がくるようにしたりすると頭が安定しやすく、子どもも落ち着くことが多いようです。

どうしても嫌がって、点眼しようとすると泣いたり暴れたりして抵抗し手に負えない場合は、寝ている間に点眼するのが最も簡単で確実と思われます。「寝ていても点眼できるの？」と思うかもしれませんが、皮膚の塗り薬と同じで、寝ているからといって薬が届かないなどということはありません。目を無理に開ける必要はなく、起きているときと同じように、下まぶたを少しひいて点眼すれば、薬は結膜から目の中へと入っていきます。

妊娠・授乳中の注意事項

眼科での処方薬は、妊婦が点眼しても問題ないか医師が判断して処方するので、医師の指示に従うのが原則です。

市販薬の場合、添付文書に注意の記載が特になければ使用しても問題はありませんが、用法・用量を守ることが大切です。さらに、診察を受けている産婦人科医には点眼薬を使用していることを伝え、医師の指導に従ってください。

ただ、妊娠中は薬をできるだけ使わないほうがよいので、花粉症のある人はまずは花粉を目にできるだけ入れないこと、目に入ったら洗い流すことが大事です。点眼型洗眼薬は目や体に薬液の成分が影響することはないので、もし花粉が入ってしまったと思ったら活用します。そしてかゆくなってしまったら、抑えるのには「冷やす」のが最も安心です。

なお、授乳中の服薬を気にする人も多いのですが、点眼薬の場合、抗アレルギー点眼薬なら使用しても支障は出ません。ただしステロイド点眼薬は控えるほうが安心です。いずれにしても妊娠・授乳中に眼科を受診したら医師の指示に従ってください。

第5章

これでかゆみ対策は万全！
プロアクティブ点眼と
同時に行う花粉の対処法

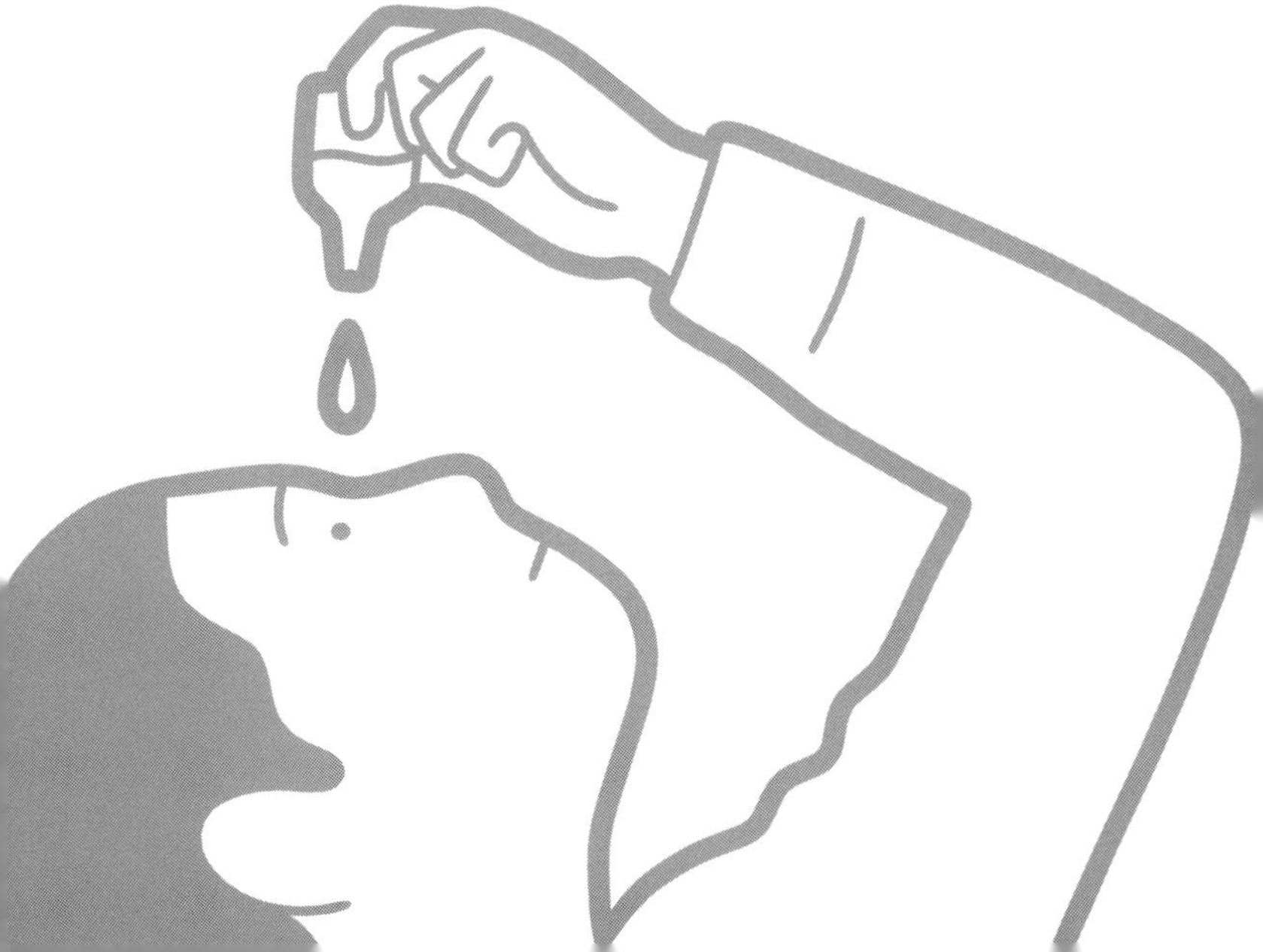

症状を軽くする、セルフケアの4原則

花粉症の目のかゆみを抑えるには、日々のセルフケアも重要です。プロアクティブ点眼は確かに、目の中で起こるアレルギー反応を抑える大きな効果が期待できる治療法ですが、だからといってシーズン中、花粉症がない人と同じように行動していると、どんなに薬が頑張って食い止めようとしても、花粉の威力におされ効果が薄くなってしまいます。アレルギーの治療の最も大切な原則は「抗原回避」、つまり抗原を炎症の場所に入れないことなのです。

目のアレルギーの症状を抑える有効なセルフケアの原則は次の4点です。

1. 目に花粉を入れない
2. 入ったら、洗い流す
3. 目をかかない
4. シーズン前に、ドライアイは治しておく

どれも知っているし、今までにもやってきた！という人も多いと思います。でも意外と、良いと思ってやっていることが不十分だったり、間違っていたりすることもあるものですし、昨今は、セルフケアをラクに、しっかりできるようサポートする新しいツールも登場しています。専門家の立場から、花粉症による目のかゆみへの効果的な対策を順番に述べていきます。

目に花粉を入れない――1

雑草と樹木とでは対策を変えて

まず、何といってもできるだけ目に花粉を入れないことがイロハのイです。花粉が目に入らなければアレルギー反応は起こりようがないからです。

ここでぜひ知っておいてほしいことが「花粉の飛び方」です。「花粉だったらスギでもイネでも、外を飛んでいるものに違いはない」と思っている人が多いようですが、実はそうともいえないのです。

例えば花の香りも、買ってきた花なら手元や、ごく近いところから香ってきますが、梅やキンモクセイなどの群生地へ出かければ、ふわーっと上のほうから漂ってくるように感じます。花粉も同じで、自分がいる場所の近くから飛んでくる種類もあれば、どこからともなく飛んでくる種類もあるということです。そして、どこから飛んでくるかによって、目への入り方も違ってくるのです。

草木は大きく、雑草と樹木に分けられます。イネやヨモギは雑草、スギやシラカバは樹木になります。雑草の場合、背が低いので花粉が飛ぶといっても遠くてせいぜい１００ｍ程度です。したがって、予防するには「生えている近辺へ行かない」のが有効です。

旅先など、初めて訪れるような土地では予測がつきにくいかもしれませんが、普段の生活でなら、行動範囲はほぼ決まっているはずです。その範囲の中で生えているエリアに近づかないようにするだけでずいぶん違ってきます。

住居のすぐ近くに水田やヨモギ畑があるなど、遠ざけようにもできない場合は群生エリア側の窓を閉めてガードします。飛距離が短いので、強い風が吹かなければそれでかなり回避できるはずです。

一方、樹木になるとそうはいきません。花粉の飛散距離はとても長く、１００㎞を超える場合もあるからです。スギやシラカバは山や森林に密集しており、住んでいる場所からは遠く離れているとしても風にのって飛んできますので、イネやヨモギのように、近づいたら危険なエリアを特定できないのです。遠くまで飛ぶ分、雑草よりも厄介です。

したがって、樹木の場合は「近づかない」対策は通用しません。花粉を目に入れないよう、自分自身のガードを固めることが肝要ということになります。

目に花粉を入れない――2

飛散情報はこまめにチェック

花粉の飛散情報は毎年だいたい2月に入った頃から、テレビやラジオ、インターネットなどで、天気予報のようにほぼ毎日発信されるようになります。天気予報で雨が降りそうと分かれば傘を持って出かけたり、日差しが強くなる見込みなら日焼け止めを塗ったり帽子や日傘でガードしたりするのと同じように、花粉の飛散情報をチェックすることは、〝敵〟の勢いを知り備えるうえでの大きな助けとなります。

花粉の飛散量は同じシーズン内でも、その日の気温や天候によって大きく変動します。好天で暖かく、おまけに風も強いとなれば花粉はどんどん飛んできますが、逆に雨天で気温も低いとなれば飛散量も少なく、ずいぶんラクだな、となるわけです。

特にスギ花粉が多い春は天候が目まぐるしく移ろいやすい時期です。花粉の量も日々変わりますから飛散情報は気にしておくべきです。アプリ「かゆみダス」を利用すると、常に手元のスマホで花粉状況をチェックできますので便利です。

目に花粉を入れない――3

9割以上の花粉をカット！「ひさしつき眼鏡」

スギ花粉などの樹木系の花粉を目に入れないようにするためには、飛散が多い日の外出時には、とにかくしっかり目を防御することが肝要です。

遠くの山や森から放たれた花粉は、上空の高いところで気流にのると１００㎞以上移動してきてやがて地上に到達しますので、私たちの目には大きな放物線を描くように、斜め上から入ってくるイメージです。目の高さで飛び込んでくるのでもなければ、真上から落ちてくるのとも違うということです。

花粉症がひどい人は、シーズン中眼鏡やサングラスで防御することも多いと思います。しかしそれで万全とはいえず、弱点があります。それは、通常の眼鏡やサングラスは額とフレームとの間があいているため、そこから花粉が入ってきやすいということです。防御するには目の高さだけを意識していては不十分で、雨や日差しと同じように、上方向のガードも必要です。

その、上方向のガードになるのがすき間を埋める「ひさし」です。家でも軒先にひさしがあれば、台風で横殴りの雨が降りつけたとき、ひさしがない場所よりも窓周辺は濡れません。それと同じで、眼鏡にもひさしがあれば、花粉の侵入を大幅にカットできるのです。

花粉対策用のひさしつき眼鏡は近年、複数のメーカーから登場しており種類も増えています。子ども用もあります。度の入っていない素通しの眼鏡もありますので、普段裸眼かコンタクトレンズで過ごしている人は、花粉症の時期だけかけて出かけることも可能です。ファッション性はやや個人の好みが分かれるかもしれませんが、しっかり目にフィットして、特に上からの防御ができるデザインは優れた花粉防御効果があります。

とはいっても、額とフレームの間はほんのちょっとしかあいていないのに、そんなに違いがあるものなの?と、疑わしく思う人もいるかと思います。ひさしがある眼鏡とない眼鏡で、それぞれ花粉の侵入率を測定し、比較した実験データがあります。実験は、マネキンの頭部に眼鏡をセットし、人工的に風を送り花粉を飛ばす、というやり方でした。あらかじめ目の部分に花粉採取用のシートを貼り付けておき、一定時間後にそこへついた花粉の量を調べました。

そうしたところ、ひさしつきの眼鏡をかけた場合、眼鏡をかけない場合と比べ、何と92%も花粉をカットできたことが判明したのです。これに対して、ひさしのない通常の眼鏡の場合は、かけない場合の約半分のカットにとどまりました。飛んでくる花粉の半分は防御できるので眼鏡をかけないよりはいいのですが、ひさしがあるほうが明らかに目のガード効果は高くなります。ほんのちょっとのすき間でも、ひさしがあるのとないのとでは大きく違うことが実験でも証明されたのです(第36回日本角膜学会総会・第28回日本角膜移植学会 発表資料)。

花粉対策用のひさしつき眼鏡を選ぶ際はいうまでもありませんが、ひさしと眉部分のフィット感が高いものを選ぶべきです。額とフレームのすき間が狭いほどガード効果は高

図表16　付着する花粉量の違い

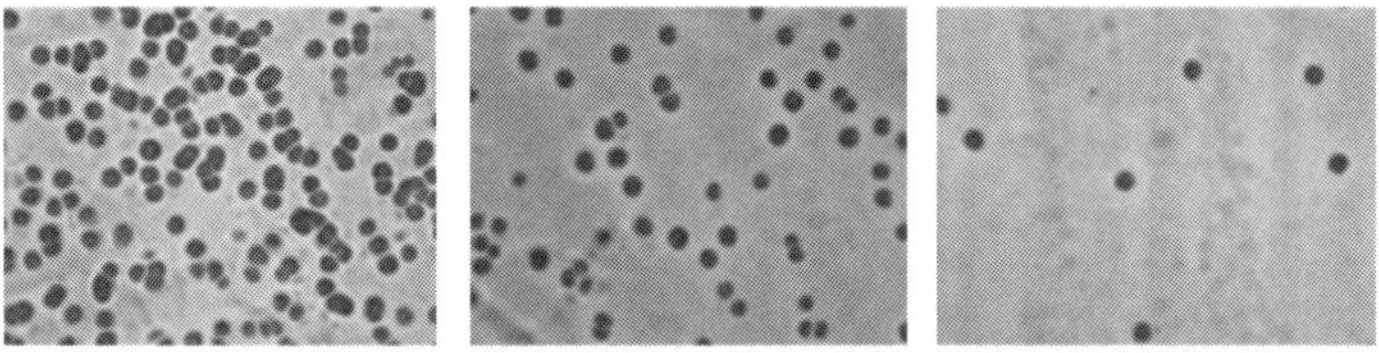

眼鏡非装用	普通眼鏡	花粉防止眼鏡
298.75±65.75個	140.4±52.25個	24.15±6.15個

装置の目の部分についた花粉の量を測定すると花粉防止眼鏡（ひさしつき眼鏡）では明らかに少ないことが分かります。

出典：第36回日本角膜学会総会・第28回日本角膜移植学会 発表資料

まります。

なお、これにツバつきの帽子をかぶれば、目に対しては二重のガードになります。もし花粉症の時期だけのために、ひさしつきの眼鏡を新調するのは経済的に負担に感じるという場合は、眼鏡は普段使っているもので、外出時にツバの広い帽子をかぶることでも、かぶらないよりは断然ガード効果に差がつきます。

目に花粉を入れない――4

家に入れない、もち込まない

外出先から帰ってきたとき、花粉を家の中にまで入れてしまうことで症状が長引いてしまうことはよくあります。飛散のシーズンが一段落しても、家の中に残った花粉がほかのハウスダストなどと交ざって目を刺激し続けるからです。

花粉をもち帰らないためには、まず外出時の服の素材に気をつけることが大事です。春先はまだ肌寒い日も多く、ウール地など生地に凹凸がある上着やマフラーが活躍しますが、花粉が入り込みやすいので勧められません。できるだけ表面がつるつるした素材がベターです。

そして、帰宅したら玄関前でよく花粉を払ってから家に入ります。

衣服などと一緒に家の中へもち込むのは防げたとしても、花粉は家の窓を開けたとたんに入ってくることもありますので、完璧にシャットアウトするのは困難です。こまめに掃除をするとともに、花粉のたまり場になりやすいカーテンや布団、ソファカバーなどの大きな布類も、こまめに洗濯することが対策になります。

空気清浄器の利用も有効です。近年は空気中の花粉をはじめとした微粒子を吸着するＨＥＰＡやＴＡＦＵと呼ばれるフィルター付きのものや電気集塵機能付きのものが販売されています。

なお、これらの対策は花粉以外の、アレルギー性結膜炎の抗原になりうるダニやハウスダスト対策にも有効です。

近年は、服や肌につけて花粉の吸着を防ぐスプレーや、花粉を吸い寄せ除去するモップなどのアイデア商品も増えてきました。いずれもこれさえ使えば完璧に花粉を防御できる、ということにはならないと思いますが、使ってみて花粉症が和らぐような実感があれば、利用する価値はあると思います。

入ったら、洗い流す

専用の洗浄液か人工涙液が、目には安心

花粉が目に入ってしまった段階で最も有効な対策は、すぐに洗い流すことです。抗原タンパクが結膜に染み込む前に洗い流せればアレルギーは起こりませんし、目に入った花粉がハッチアウトする、抗原タンパクが溶け出す、抗原タンパクが染み込むというように時間差がありますので、かゆくなり始めてからでも洗い流せばひどくなるのを防ぐことができます。

ただしその際、水道水をバシャバシャかけて洗うのは感心できません。かゆみを感じると家に帰るなり洗いたい気持ちは分かりますが、水道水には角膜に傷をつける恐れがある塩素が含まれており、目にとってよくありません。ほかに手段がなければ、洗わずにいるよりはいいですが、習慣化しないよう気をつける必要があります。

目を洗うときには、安全性の高い専用の洗浄液を使うことが望まれます。市販品として複数のメーカーから出ていますが、私は現時点で最も新しい製品である、点眼型洗眼薬を勧めます。

点眼型洗眼薬以外では、以前からある目にかぶせて洗うカップ式の洗眼液もあります。花粉症の人であれば、使ったことがある人も多いのではないかと思います。

ただ、カップ式洗眼液には、防腐剤入りのものと防腐剤フリーのものがあります。それを知らずに、安売りしていたから、あるいは前々から愛用しているから、と買ってきたものが防腐剤入りだった、ということもあるのではと思います。防腐剤フリーのタイプは最近登場したので確認してから使用するのがよいと思います。

競争の激しい市販薬は、各メーカーは絶えず品質改良に取り組んでいますから、すべてではないにしろ、往々にして新製品のほうがアップグレードされているものです。

防腐剤は長期間継続して目に入れると、角膜上皮障害のリスクを高めます。角膜は人間の体の中で最も知覚神経が密集しているので、傷つくと異物感や痛みを感じやすいのです。そして傷つくと視力低下の恐れもあり生活に大きな支障が出かねません。ですから私は眼科専門医として、より安全性の高い、防腐剤フリーのタイプを強く勧めます。「目を洗うくらい、どちらでもいいのでは？」ではなく、目を洗うからこそ気にしてほしいのです。

昨今は顔や体を洗うにも、肌に優しいものを消費者は敏感に選び取るものです。それと同じように、いや眼科医としてはそれ以上に、目の繊細さを考えれば防腐剤フリーのものを使ってもらいたいと思います。

カップ式は点眼型と違い、目に容器を当てるため、まぶたやまつ毛など目の周辺についた花粉や化粧品の成分が、洗眼中に洗眼液に入ってしまう可能性があります。それを避けるために、先に顔を洗う、メイクを落とすなどしてから使用します。

カップ式で注意してほしいことはもう一点、洗い過ぎです。顔や体もごしごしと洗い過ぎると、肌がかさかさしてくるのと同じように、目も洗い過ぎると、表面を保護しているムチンという成分が減ってしまうのです。

なお、点眼型もカップ式も、ドラッグストアなどで市販されており手軽に入手できますが、もしどちらも持ちあわせがないときは人工涙液を使っても洗えます。人工涙液も防腐剤フリーのものを選ぶのがよいです。

目をかかない——1

冷やして炎症を鎮め、かゆみを抑える

かゆみというのは実に厄介で、耐えられないほど強いかゆみが急に襲ってくることがあります。そんなときは、「かいてはいけない」と百も承知でいながら、反射的に手が目にいってしまうものです。

ぐっと我慢して、代わりに「冷やす」を習慣づけるようにすべきです。冷たくしたハンドタオルや、保冷剤などを目に当てることで、とっさにかいてしまうのも防げますし、少し経つと幾分でもかゆみが治まってきます。

目は冷やされることでかゆみを引き起こす炎症が抑えられるとともに、目や周囲の皮膚

を通っている知覚神経の興奮も鎮まるので、かゆみを感じにくくなります。

なお、花粉症の人のなかにはドライアイを併発しているケースも少なくありませんが、ドライアイ対策には目を温めるほうがベターです。目にはマイボーム腺という、油分を分泌して目の表面からの涙の蒸発を防ぐ働きをもつ管があります。ドライアイではこの管が詰まるために目の表面の潤いが保たれにくくなります。その詰まりを緩和するのに、温めるのが有効なのです。

そうなると、花粉症とドライアイの両方があると、冷やしたらいいのか温めたらいいのか迷うかもしれませんが、アレルギーによる炎症が起こっているときには、冷やすことを優先すべきです。かゆみや充血があるときに温めてしまうと、余計に症状を強めてしまう恐れがあります。

あくまでも「冷やす」は、かいてしまわないための応急処置です。根本的な対策として、プロアクティブ点眼を行い、かゆみをできるだけ起こさせず、起こっても軽く済ませるようにすることがベストであることはいうまでもありません。

症状が強いときはコンタクトレンズの使用を控えて

かゆみがあると、かくのは我慢できたとしても、つい気になって触りがちです。コンタクトレンズを装用している人の場合、頻繁に目を触っていると、たとえかいたりたたいたりするような強い力をかけていなくても、レンズが覆っている角膜への負担が増し、ダメージが及ぶ恐れもあります。特にソフトコンタクトレンズの場合は注意が必要です。角膜が傷つきかけても痛みをあまり感じないことが多く、つけたままにしていて大事になってしまった、というケースが少なくないからです。加えて、花粉症になると目ヤニなどの分泌物で、コンタクトレンズが汚れやすくなります。そうすると曇ったりかすんだりして見え方も悪くなり、生活に支障が出ることもありますし、何より汚れた状態のレンズをそのまま装用し続けていると目にとって良くありません。

こうした理由から、症状が強ければ強いほど、コンタクトレンズを装用すると、それにより見え方が良くなるというメリットよりも、目に負担がかかるうえ症状を強めるというデメリットが上回る恐れがあるといえます。そのため症状が強いときにはコンタクトレンズは控えるほうがよい、というのが眼科専門医の共通見解です。

最近、抗アレルギー薬配合のコンタクトレンズが登場していますが、これは治療に用いられるものではなく、もちろん点眼薬の代わりになるものでもありません。花粉症の症状が強く、通常のコンタクトレンズは装用しにくいが、どうしても眼鏡ではなくコンタクトレンズを使いたいという場合のみ、選択肢の一つになりうると考えます。しかし、花粉症でもコンタクトレンズを装用したい場合のベストな方法は、本書でここまで述べてきたように「ＢＡＣフリーの点眼薬でプロアクティブ点眼を行うこと」といえます。これを実践すれば、コンタクトレンズの装用は続けられます。症状が出ないうちから継続して目薬をさせば、かゆみを強くさせずに済むので、コンタクトレンズの装用にも支障が出にくいからです。

外出の際には、花粉防止眼鏡やツバのある帽子で、花粉を目に入れないようにする注意も必要であることも繰り返し強調しておきます。

使用する点眼薬は、ＢＡＣフリーであることがポイントです。ＢＡＣが含まれている点眼薬を継続して長期間さすと、コンタクトレンズを変形させてしまったり、角膜や結膜に障害をきたすリスクがあったりするので注意すべきです。

シーズン前に、ドライアイは治しておく

生活習慣やコンタクトレンズの使用の見直しを

　ドライアイがあると花粉症を発症しやすく、また症状を悪化させてしまいやすくなります。目が乾くということは、異物の侵入を物理的にブロックしてくれる目の表面にあるバリア機能が弱まっている可能性があり、花粉の抗原タンパクの侵入を容易にしてしまうからです。ドライアイと過去に眼科で言われたことがある人や、そうでなくても目の乾きを自覚している人は、花粉シーズンに入る前からケアしておくことが大事です。眼科では人工涙液や、水分を保持するためのヒアルロン酸入りの点眼薬、ムチンを増やす点眼薬、角膜の傷を修復する点眼薬などが症状によって処方されます。

　ドライアイの点眼も、「今日は乾いている感じがしないな」と言って点眼を中断してし

まうとまた悪くなってしまいます。スキンケアや歯磨きと同じように、コンディションにかかわらず継続して点眼することが、潤いのある良い状態を保つにはとても重要です。

ドライアイはスマホやパソコンなどのディスプレイの見過ぎやその背景となる夜更かしの生活、エアコンの風が当たる場所にいることなどでも悪化します。改善には生活習慣の見直しも大切です。

また、ドライアイはコンタクトレンズ装用者にも多く見られます。コンタクトレンズ障害と呼ばれる、レンズ装用で目に傷がつくなどのトラブルが起こる疾患では、その約9割にドライアイも見られることが分かっています。

もちろん、ハード、ソフトにかかわらず、汚れたレンズを装用していたり、適切な使い方をせず、決められた使用期間を過ぎて装用していたりすれば、ドライアイのリスクは高くなりますし、そのほかの目のトラブル、疾患につながる恐れもありますので十分に気をつけるべきです。

継続的点眼にまさる対策なし！

プロアクティブ点眼は、コンタクトレンズ装用者であるなしにかかわらず、すべての花粉症で目がかゆくなる人にとって最も確実性が高い予防法といえます。花粉を目に入れない努力はとても大切ですが、花粉は非常に小さく目に見えないだけに、どれだけ注意深く対策をしても、１００％防げる保証は残念ながらありません。

ですから、目にもし入ってしまっても、できるだけアレルギー反応を起こさせないようにする対策もセットで実行することが望ましいわけです。そういう意味でもプロアクティブ点眼は、これまで花粉症の目のかゆみで悩まされてきた人にとって有効な治療法であると同時に、かゆみをできるだけ起こさせないという予防法の意味合いもあります。大事なのは「強い症状が出る前から点眼を開始する」ことと「かゆくなくても忘れずに点眼する」ことだけであり、やり方が複雑だったり、何かを我慢したりすることもありません。こちらも点眼アプリ「かゆみダス」のリマインド機能を活用すれば、点眼忘れの防止に役立ちます。

普段の生活のなかに、点眼という習慣を組み入れるだけで格段にラクになれます。次のシーズン前から、さっそく始めるのが最大の防御策です。

おわりに

アレルギー疾患は、その人がもともともっている体質などの素因も深く関わるため、ひとたび発症してしまうと長い付き合いを覚悟しなければなりません。加齢とともに自然に軽快していくケースもありますが、完治は困難であり、ストレスを受けたときなど何かのきっかけで再燃を繰り返す厄介な疾患です。

そのため、できるだけ症状を抑えうまく付き合うことがアレルギー疾患にはとても重要で、プロアクティブ点眼はそれをかなりのレベルでかなえられる画期的な治療法といえます。

人生を変えるほど目覚ましく効く薬をライフチェンジングドラッグといい、目のアレルギーの分野では本書でも取り上げた免疫抑制点眼薬がそれに該当しますが、プロアクティブ点眼も患者さんのＱＯＬ向上の面ではそれにひけをとらない有効性が期待できる、「ライフチェンジングメソッド」と呼ばれるにふさわしい治療法と自負しております。

私は「ゴキゲンな笑顔はゴキゲンを呼ぶ」を診療のモットーとしており、花粉症の治療においても、患者さんのつらい症状ができるだけ軽くなりゴキゲンでいられるよう、最善を尽くしてきました。しかし、そもそもつらい症状が表れずに済むのなら、その人がよりゴキゲンでいられるはずです。そんな思いでプロアクティブ点眼の効果検証と啓発に力を注いできました。あとは、みなさんが実行するのみです。ぜひ、プロアクティブ点眼でライフチェンジして、ゴキゲンな毎日を取り戻してほしいと思います。

最後までお読みくださり、ありがとうございました。

深川和己（ふかがわ　かずみ）

1989（平成元）年慶應義塾大学医学部卒業後、同眼科学教室入局、（旧）国立小児病院小児医療研究センターにてアレルギーの研究を始め、花粉症から春季カタルなどの重症型まで広くアレルギー性眼疾患を専門とする。医療法人社団慶翔会理事長（両国眼科クリニック、飯田橋眼科クリニック、新宿眼科クリニック）、慶應義塾大学医学部眼科特任講師（アレルギーセンター眼科）、日本眼科アレルギー学会評議員

本書についての
ご意見・ご感想はコチラ

花粉症の目のかゆみが激減する！

すごいプロアクティブ点眼

2024年1月10日　第1刷発行

著　者　　深川和己
発行人　　久保田貴幸

発行元　　株式会社 幻冬舎メディアコンサルティング
〒151-0051　東京都渋谷区千駄ヶ谷4-9-7
電話　03-5411-6440（編集）

発売元　　株式会社 幻冬舎
〒151-0051　東京都渋谷区千駄ヶ谷4-9-7
電話　03-5411-6222（営業）

印刷・製本　中央精版印刷株式会社
装　丁　　弓田和則
イラスト　芦野公平

検印廃止

ISBN 978-4-344-94755-9 C0047
幻冬舎メディアコンサルティングＨＰ
https://www.gentosha-mc.com/